Katharina Brinkmann

50 Workouts zum Abnehmen

Schnell und effektiv Gewicht verlieren – für eine dauerhaft schlanke Figur

riva

Bibliografische Information der Deutschen Nationalbibliothek:
Die Deutsche Nationalbibliothek verzeichnet diese Publikation in der Deutschen Nationalbibliografie.
Detaillierte bibliografische Daten sind im Internet über https://dnb.de abrufbar.

Für Fragen und Anregungen:
info@m-vg.de

Wichtiger Hinweis

Dieses Buch ist für Lernzwecke gedacht. Es stellt keinen Ersatz für eine individuelle medizinische Beratung dar und sollte auch nicht als solcher benutzt werden. Wenn Sie medizinischen Rat einholen wollen, konsultieren Sie bitte einen qualifizierten Arzt. Der Verlag und die Autorin haften für keine nachteiligen Auswirkungen, die in einem direkten oder indirekten Zusammenhang mit den Informationen stehen, die in diesem Buch enthalten sind.

Ausschließlich zum Zweck der besseren Lesbarkeit wurde auf eine genderspezifische Schreibweise sowie eine Mehrfachbezeichnung verzichtet. Alle personenbezogenen Bezeichnungen sind somit geschlechtsneutral zu verstehen.

Originalausgabe
4. Auflage 2025

Türkenstraße 89
80799 München
Tel.: 089 651285-0

Redaktion: Susanne Schneider
Umschlaggestaltung: Manuela Amode, München
Layout: Meike Herzog, www.alpsee-design.de
Satz: Daniel Förster, Belgern
Bildnachweis: Illustrationen auf dem Umschlag und im Innenteil: evoletics – ein Produkt der science on field GmbH
Druck: Florjancic Tisk d.o.o., Slowenien
Printed in the EU

Wir produzieren nachhaltig
www.m-vg.de

ISBN Print 978-3-7423-1451-2
ISBN E-Book (EPUB, Mobi) 978-3-7453-1119-8

Inhalt

Die effektivsten Trainings, um abzunehmen

1

Kraft-, Ausdauer- und Intervalltraining für langfristigen Erfolg

Vom Anfänger bis zum Fitnessliebhaber – diese 50 Workouts bieten dir alles, was du benötigst, um deinen Körper in Topform zu bringen: effektive Workouts, die deinen Körper genau an den richtigen Stellen formen, und intensive, knackige Intervalltrainings, die jedem Schweinehund den Kampf ansagen, indem sie die Fettverbrennung so richtig auf Touren bringen. Und das Beste daran ist: Du kannst dir den Gang ins Fitnessstudio sparen. Die Workouts basieren in erster Linie auf Übungen, bei denen du das eigene Körpergewicht nutzt, um effektiv zu trainieren. Einfaches Zusatzequipment, das bequem zu Hause deponiert werden kann, macht das Training noch abwechslungsreicher. Im Folgenden gebe ich dir einen Überblick über das, was dich erwartet.

Krafttraining für eine definierte Muskulatur und straffe Formen

Dass Ausdauertraining allein nicht ausreicht, um der Traumfigur näher zu kommen, ist mittlerweile bekannt. Kurze, knackige Intervalleinheiten, in denen das Herz-Kreislauf-System richtig in Schwung kommt, haben mittlerweile lange, moderate Ausdauereinheiten abgelöst. Auch der Gedanke, dass Krafttraining aufgrund der erhöhten Muskelmasse für mehr Gewicht sorgt, gehört längst der Vergangenheit an. Im Gegenteil, Krafttraining ist das A und O, um die Kilos erfolgreich purzeln zu lassen. Muskelaufbautraining sorgt dafür, dass der Körper auch langfristig viel Energie verbrennt. Muskeln sind, neben dem Gehirn, die Energieverbrenner schlechthin im Körper. Je mehr davon vorhanden sind, desto mehr Kalorien werden während und natürlich auch nach der Belastung im sogenannten »Nachbrenneffekt« verbraucht. Und obendrein bekommt die gesamte Körpersilhouette eine sexy und straffe Form, wenn die Muskeln an Bauch, Beinen und Po zu sehen sind.

LIIT – der sanfte Einstieg ins Intervalltraining

Dieser neue Trend steht für **L**ow **I**ntensity **I**nterval Training, ein Intervalltraining mit sanftem Wechsel zwischen Belastung und Entlastung. Diese Trainingsform ist perfekt als Einstieg ins Intervalltraining geeignet. Dabei kommst du nicht so schnell außer Puste, kannst dich langsam für das intensivere HIIT fit machen und behältst die Motivation.

HIIT – mit hochintensiven Intervalleinheiten Kalorien verbrennen

High **I**ntensity **I**nterval **T**raining, also hochintensives Intervalltraining, ist, was die Trainingseffekte angeht, das Mittel zum Erfolg in Sachen Figurforming. Kurze, aber knackige Einheiten von 20 bis30 Minuten regen den Fettstoffwechsel so richtig an, sodass der Kalorienverbrauch in die Höhe steigt.

Fatburner-Quickies – kurze, knackige Ausdauereinheiten

Kurz, aber effektiv: Bei diesen vielseitig kombinierbaren Workouts liegt der Fokus auf der Ausdauer. Dabei darf es auch gern etwas intensiver werden. Diese kleinen Stoffwechselturbos lassen keine Ausrede gelten, denn für sie ist immer Zeit. Nach den nur 10 Minuten dauernden Einheiten fühlst du dich voller Energie und kannst den Nachbrenneffekt wirken lassen. Diese kurzen Workouts lassen sich auch perfekt mit kürzeren Kraftausdauer-Workouts kombinieren, um in Sachen Ausdauer noch mal eins draufzusetzen und richtig Gas zu geben.

Poweryoga und Pilates für Kraft und Geschmeidigkeit

Sie gehören schon lange zu den Dauerbrennern in jedem Fitnessstudio: Yoga und Pilates. Pilates gilt als effektives Kräftigungstraining mit Fokus auf der Körpermitte. Die Bauch-, Rücken- und Rumpfmuskulatur werden hier gezielt gekräftigt. Und Yoga gilt längst nicht mehr als reines Beweglichkeitstraining. Die Mischung macht den Zauber aus. Die Übungen fordern und fördern Beweglichkeit, Stabilität und Kraft gleichermaßen. Pilates und Yoga sind zwei wunderbare Methoden, den Körper ganzheitlich in Form zu halten – kraftvoll und dennoch geschmeidig.

Mit Ernährung den Trainingseffekt toppen

Neben dem Training existiert für den optimalen Abnehmeffekt noch eine Unbekannte: deine Ernährung. Eine gesunde Ernährung ist entscheidend, denn sie lässt die Erfolge des Trainings noch deutlicher werden. Eins vorweg: Die ultimative, einzig richtige Ernährung gibt es nicht! Jeder Körper ist anders, reagiert unterschiedlich und wird anders belastet. Darauf soll in diesem Buch auch gar nicht der Fokus liegen. Dennoch hast du, wenn du dieses Buch in die Hand nimmst, bestimmt ein Ziel, das du verfolgst. Daher mache dir bewusst, dass dein Abnehmerfolg ein Teamwork aus deinem Training, deiner Ernährung und deines Lifestyles ist. Behalte also auch deine Ernährung im Blick und setze Bewegung im Alltag großzügig ein!

Der Aufbau der Workouts

Ob Einsteiger oder erfahrener Sportler – mit dem einfachen und strukturierten Aufbau der Workouts in Kapitel 2 ab Seite 18 kannst du direkt mit dem Training starten. Je nach Zeitbudget, Zielsetzung und Fitnesslevel wählst du ein passendes Programm aus. Anhand der drei Schwierigkeitsgrade (dargestellt neben den Workoutnamen als Punkte mit den Ziffern 1 = Einsteiger, 2 = Trainingserfahrene und 3 = Fortgeschrittene) kannst du dich nach und nach steigern.

Zwei Trainingsformen: Kraftworkouts und Intervalltraining

Kraftworkout: Die Workouts 1 bis 27 sind im klassischen Satztraining geplant. Der Fokus liegt hier auf dem Aufbau deiner Muskulatur. Mehr Muskeln verbrennen Energie, auch wenn du gerade nicht trainierst, und machen das Abnehmen leichter. Der angenehme Nebeneffekt: Die Muskeln verleihen deiner Figur eine straffe Form und tolle Kurven.

Intervalltraining: HIIT, LIIT und die Fatburner-Quickies sind im typischen Intervallmodus konzipiert. Die Workouts sind hier wie im klassischen Zirkeltraining aufgebaut, das heißt, die Übungen werden direkt nacheinander ausgeführt. Meist sind es sechs bis acht Übungen, die mit einer Pause von 15 bis 30 Sekunden relativ zügig absolviert werden. Ist der Übungszyklus einmal durch, wird wieder mit Übung 1 begonnen. Die Anzahl der zu absolvierenden Durchgänge ist im Trainingsplan vermerkt.

Wiederholungen, Belastungszeit, Pause, Sätze und Intensität

Ein gutes Training benötigt Struktur. Genau aus diesem Grund sind alle 50 Workouts so abgebildet, dass du mit einem Blick eine Übersicht über die Übungen und die Übungsdurchführung hast.

Wiederholungen und Belastungszeit

Bei diesen beiden Kennzahlen geht es um den Umfang der einzelnen Übungen. Sie zeigen dir, wie lange oder wie viele Wiederholungen pro Übung und pro Seite ausgeführt werden. Bei Übungen, bei denen es sinnvoll ist, die Wiederholungszahl zu zählen, ist diese als Zahl angegeben. Die Angabe zur Wiederholung gilt nur für eine Körperseite. Ist beispielsweise der Ausfallschritt mit zehn Wiederholungen angegeben, gilt das je Seite beziehungsweise je Bein. Nach zehn Wiederholungen wird der Ausfallschritt also mit dem anderen Bein auch wieder zehnmal ausgeführt. Bei Übungen, die in einem ständigen Wechsel der rechten und linken Seite ausgeführt werden, wie zum Beispiel das Beinpendel in der Rückenlage, gilt die Gesamtwiederholungszahl für beide Seiten, da eine Wiederholung bereits sowohl die Bewegung nach rechts als auch nach links beinhaltet. Das Gleiche gilt für die Belastungszeit. Bei einigen Übungen – vor allem bei den Ausdauerübungen und den statischen Halteübungen wie der Planke oder dem Seitstütz – ist die Übungsdauer durch eine Zeitangabe in Sekunden angegeben.

Pause

Die Angabe zur Pause (in Sekunden) bezieht sich auf das kurze Zeitfenster nach der Übung. Im Zirkeltraining ist es die Pause, bevor die nächste Übung startet. Im Satztraining, bei dem du die Übungen mehrmals nacheinander wiederholst, bezieht sich die Pause auf die Erholungszeit zwischen jedem Satz. Im Intervalltraining geht es um die Pause vor der nächsten Übung.

Sätze

Hier wird der Unterschied zwischen Satz- und Intervalltraining deutlich. Beim Satztraining, das kraftorientiert ist, absolvierst du die Übungen mehrmals nacheinander. Wie oft eine Übung ohne Pause direkt wiederholt wird, ist angegeben. Die angegebene Wiederholungsanzahl einer Übung wird als ein Satz bezeichnet. Im Plan stehen beispielsweise 15 Kniebeugen. Wenn diese 15 Kniebeugen geschafft sind, hast du einen Satz abgeschlossen. Darauf folgt eine Pause, deren Dauer in Sekunden angegeben ist, und es schließt sich dann der zweite oder vielleicht sogar ein dritter Satz der gleichen Übung an. Im Intervalltraining, das wie ein Trainingszirkel aufgebaut ist, absolvierst du jede Übung einmal, nach einer kurzen Pause folgt die nächste Übung. Hier spricht man von einem Satz, wenn alle Übungen einmal ausgeführt worden sind. Die Satzzahl bei den Zirkeltrainingsplänen wird daher als Rundenzahl bezeichnet.

Intensität

Damit du dich gleich zurechtfindest – ob du nun Fitnesseinsteiger bist oder bereits ambitionierter Sportler –, sind die Übungen nach Intensitäten kategorisiert. In den Workouts für Einsteiger finden sich ausschließlich Übungen mit geringer Intensität (1). Übungen mit der Intensität 2 findest du primär in den Workouts für bereits Trainingserfahrene. Und für die Fortgeschrittenen und Profis ist Intensität 3 die höchste Stufe einer Übung.

Zusätzliche Hilfsmittel

Die Workouts in diesem Buch sind so zusammengestellt, dass du ganz einfach von zu Hause aus trainieren kannst, ohne dir zusätzlich viele Trainingsgeräte anschaffen zu müssen. Die folgenden Trainingstools sind fast alle in jedem Haushalt zu finden:

- **Faszienrolle:** Eine Faszienrolle ist ein ideales Allroundtalent unter den Zusatzgeräten, da sie zum einen als instabile Unterlage im Krafttraining eingebaut werden kann und im Anschluss an das Training in ihrer eigentlichen Bestimmung zum Einsatz kommt, um die Muskeln und Faszien wieder zu entspannen. Wenn du derzeit keine Rolle hast, kannst du für die Kräftigungsübungen auch einfach eine andere Art von Erhöhung, wie zum Beispiel eine Treppenstufe oder eine stabile Kiste, nutzen.
- **Handtuch:** Ein Handtuch ist ideal bei den Varianten des Ausfallschritts. Legt man ein Handtuch unter einen Fuß, kann er beim Ausfallschritt seitlich oder rückwärts über den Boden gleiten.
- **Sprungseil:** Mit Seilspringen regst du dein Herz-Kreislauf-System an und lasst die Kilos schmelzen. Nutze dazu ein einfaches Sprungseil.
- **Einrichtungsgegenstände:** Bei einigen Übungen kannst du sogar Möbelstücke – wie einen Tisch, eine stabile Kiste oder Box, aber auch dein Sofa – als Hilfsmittel zum Trainieren nutzen. Für manche Übungen brauchst du nur ein Stück freie Wand.

Basics der Trainingsplanung

- **Regelmäßigkeit zahlt sich aus:** Setze die Workouts aus diesem Buch so ein, dass sie Teil deines Alltags und ein fester Bestandteil deines Lebens werden. Du findest im Buch Workouts von 15 bis 45 Minuten, sodass du je nach Zeitbudget trainieren kannst. Ich empfehle dir ein regelmäßiges Training von zwei bis drei Einheiten in der Woche. Zwischen den Trainingstagen sollte immer eine Pause von zwei Tagen liegen. Ein solcher Trainingsrhythmus ist optimal für die Regeneration, denn diese gehört genauso zum Trainingsprozess wie das Training selbst. Wenn du öfters trainieren möchtest, bietet sich ein sogenanntes Split-Training an. Das bedeutet, dass in jedem Training eine spezielle Körperpartie gezielt gekräftigt wird. In Kapitel 2 findest du dafür Workouts, die speziell nur auf die Beine, den Bauch oder das Gesäß ausgerichtet sind. Wenn du dir jeden Tag eine solche Körperpartie vornimmst und am nächsten Tag eine andere, dann kannst du auch an aufeinanderfolgenden Tagen trainieren.
- **Achte auf eine gute Körperhaltung bei der Ausführung der Übungen:** Zum einen vermeidest du dadurch Fehlhaltungen und Überlastungen, zum anderen trainierst du damit zusätzlich zu der gezielt angesprochenen Hauptmuskulatur auch noch die kleineren stabilisierenden Muskeln.
- **Kombiniere die Workouts:** Je nach Zeitbudget kannst du die Workouts kombinieren. Du findest kurze und knackige Workouts zu verschiedenen Körperzonen, die sich gut mit den Fatburner-Quickies oder den Yoga- und Pilates-Workouts kombinieren lassen.

Aufwärmen für einen guten Start ins Training

Jedes gute Training startet mit einem aktivierenden Warm-up. Dein Körper wird so auf Betriebstemperatur gebracht und verbrennt damit schon die ersten Kalorien. Damit keine Langeweile aufkommt, wähle von den beiden folgenden Mobilisationsroutinen eine aus. Sie bewegen alle beteiligten Gelenke durch und aktivieren die Muskulatur und andere Gewebe, sodass deine Sehnen, Bänder, Gelenke und Muskeln optimal vorbereitet sind. Vielleicht hast du auch einen Crosstrainer, ein Fahrradergometer oder ein Laufband zu Hause. Auf diesen Geräten kannst du deinen Körper mit 5 bis 10 Minuten Bewegung wunderbar in Schwung bringen. Nimm dir für jede Aufwärmübung 30 bis 60 Sekunden Zeit.

Mobilisationsroutine 1

Diagonales Marschieren

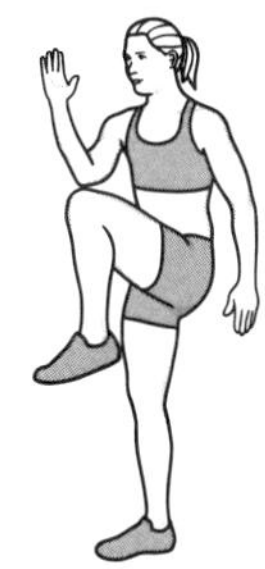

Einen aufrechten hüftbreiten Stand einnehmen. Die Arme neben dem Körper anwinkeln. Ein Knie so hoch wie möglich nach vorn anheben. Den gegenüberliegenden Arm angewinkelt ebenfalls nach vorn führen. Ellenbogen und Knie berühren sich. Der Oberkörper bleibt aufrecht, das Standbein gestreckt. Den angehobenen Fuß abstellen und den Bewegungsablauf mit dem anderen Knie und dem anderen Arm wiederholen. Zügig im Wechsel fortfahren.

Ausfallschritt mit Rotation

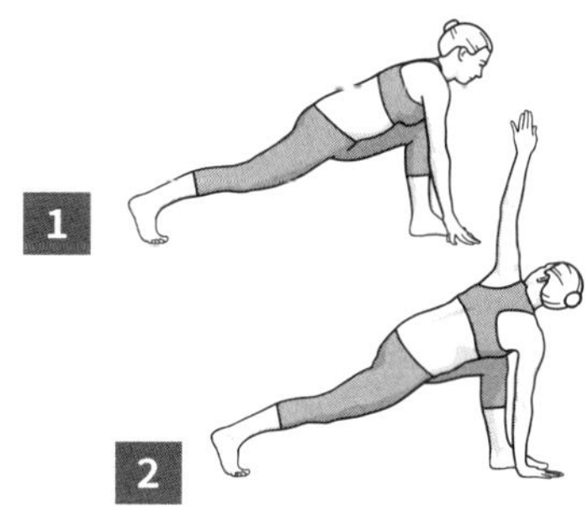

1. In einen großen Ausfallschritt kommen. Den linken Fuß nach vorn zwischen die Hände stellen. Das rechte Bein nach hinten strecken und die Fußspitzen aufstellen. Das hintere Knie ist vom Boden abgehoben. Den Rücken strecken und die Schultern von den Ohren wegziehen.
2. Die rechte Hand unter der rechten Schulter absetzen. Mit dem Oberkörper nach links aufdrehen. Den linken Arm nach oben ausstrecken. Blick nach oben zur linken Hand.

Dynamischer Wechsel im breiten Grätschstand

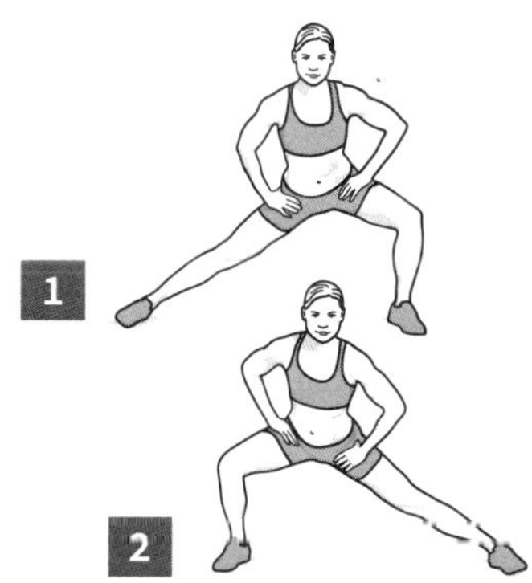

1. Im Stehen die Beine grätschen. Die Füße stehen parallel zueinander. Die Hände an die Hüften legen. Ein Knie beugen und den Körperschwerpunkt auf die Seite des gebeugten Knies verlagern. Das andere Bein bleibt gestreckt.
2. Im Wechsel das rechte und linke Knie beugen. Die Position auf jeder Seite für wenige Sekunden halten. Der Blick bleibt nach vorn gerichtet.

Schulterkreisen

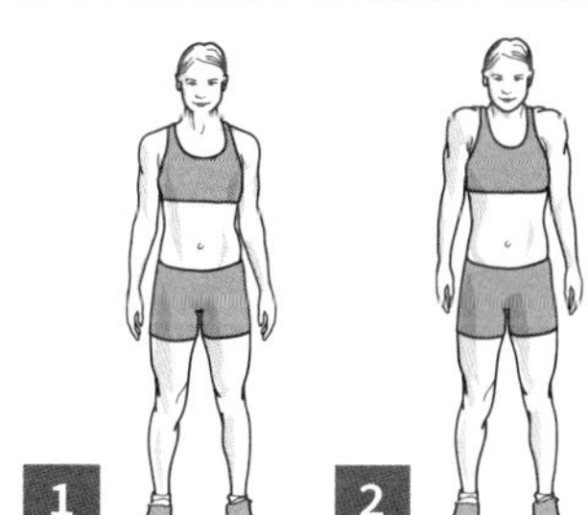

1. Im aufrechten Stand die Schultern bewusst entspannt nach unten fallen lassen. Die Arme locker hängen lassen.
2. Die Schultern langsam in möglichst großem Radius von vorn nach hinten kreisen.

Mobilisationsroutine 2

1
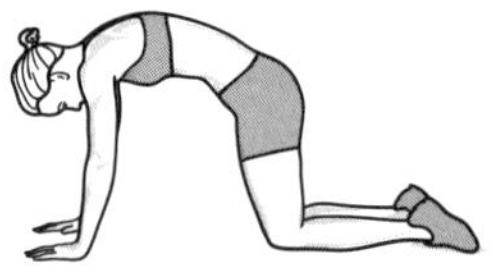

2
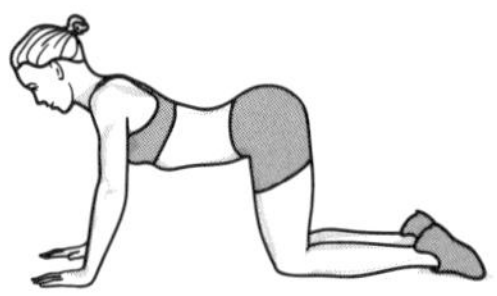

Wirbelsäulenmobilisation im Vierfüßlerstand

1. In den Vierfüßlerstand kommen. Die Hände befinden sich dabei unter den Schultern, die Knie unter den Hüften. Die Fußrücken auf der Matte ablegen. Nun den Bauchnabel Richtung Wirbelsäule ziehen und das Becken nach vorn oben ziehen, sodass die Wirbelsäule rund wird. Den Kopf ebenfalls einrollen, sodass sich die gesamte Wirbelsäule rundet. Dabei mit den Händen aktiv vom Boden abdrücken.
2. Danach den Bauch nach unten sinken lassen. Das Becken in die entgegengesetzte Richtung kippen und das Gesäß nach oben schieben. In dieser Bewegung das Brustbein nach vorn und oben schieben. Der Blick wandert leicht nach oben oder vorn. Im fließenden, langsamen Wechsel Beugung und Streckung der Wirbelsäule ausführen.

1
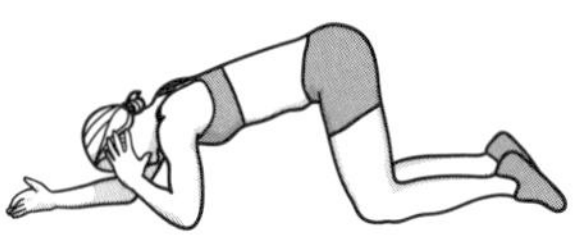

2
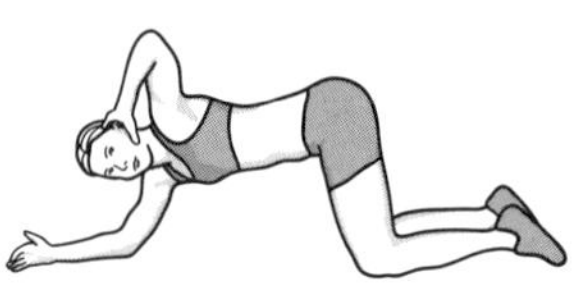

Brustwirbelsäulen-Schulter-Mobilisation

1. In den Vierfüßlerstand kommen und die Unterarme auf der Matte ablegen. Die Ellenbogen befinden sich dabei direkt unter den Schultern, die Hüften sind etwas vor den Knien. Die Fingerspitzen einer Hand seitlich an den Kopf legen. Den Ellenbogen vom Boden lösen.
2. In einem fließenden Wechsel den Ellenbogen über die Seite anheben und wieder senken. Der Blick wandert dabei mit dem Ellenbogen mit. Danach die Seite wechseln.

1
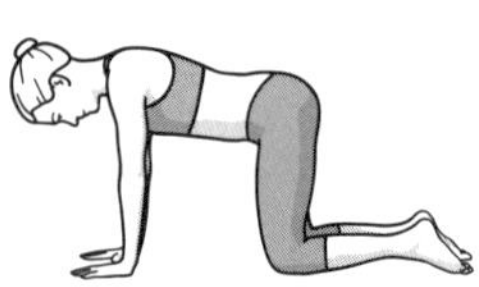

2
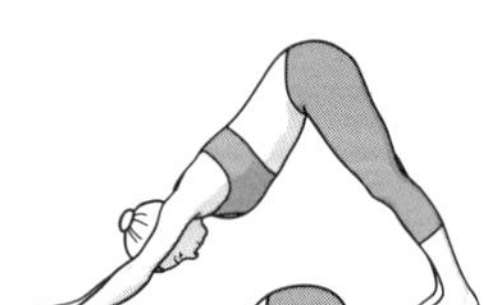

3
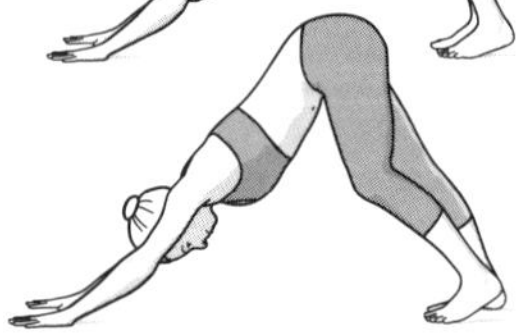

Gehen im Hund

1. In den Vierfüßlerstand kommen. Die Hände unter den Schultern platzieren. Die Knie hüftbreit öffnen. Die Wirbelsäule ist gestreckt und stabil. Den Blick nach unten auf die Matte richten. Die Fußspitzen hinten aufstellen.
2. Die Knie vom Boden lösen und das Gesäß weit nach hinten und oben anheben, sodass Oberkörper und Beine ein umgedrehtes V bilden. Den Rücken lang strecken und das Brustbein nach hinten Richtung Knie schieben. Den Nacken entspannen.
3. Jetzt die Knie im Wechsel beugen und aktiv strecken. Die Bewegung darf geschmeidig sein. Genüsslich die Dehnung der Beinrückseite spüren.

Standwaage

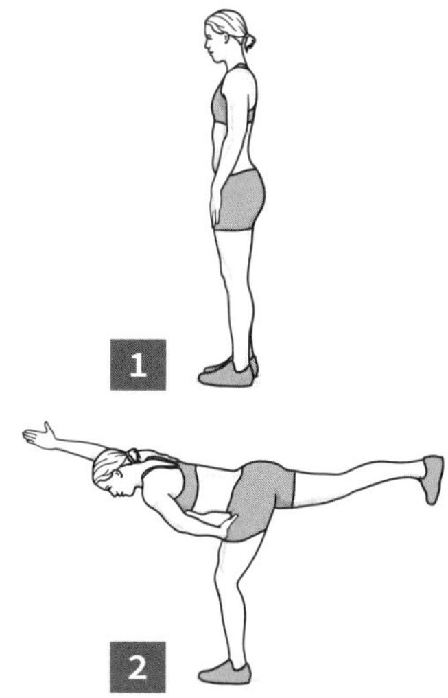

1. Einen aufrechten hüftbreiten Stand einnehmen. Das Gewicht auf den gesamten Fußsohlen verteilen. Die Wirbelsäule lang machen. Das Brustbein nach vorn oben heben und die Schulterblätter sanft nach hinten unten bewegen.
2. Das Gewicht auf das linke Bein verlagern und das rechte Bein gestreckt nach hinten oben anheben. Den gestreckten Oberkörper aus der Hüfte nach vorn neigen. Das angehobene Bein und der Oberkörper richten sich parallel zum Boden aus und bilden zusammen eine gerade Linie. Den rechten Arm nach vorn strecken. Die linke Hand darf sich auf dem linken Oberschenkel abstützen. Beide Hüftknochen parallel zum Boden ausrichten.

Dehnen für einen runden Abschluss des Trainings

Mit dem Dehnen beginnen für deinen Körper Regeneration und Erholung vom Training. Während der Erholungsphase sammelt dein Körper wieder Energie, damit du für das nächste Training gut gewappnet bist. Es ist völlig normal, dass sich dein Körper nach dem Training erschöpft und die Muskulatur geschwächt anfühlt. Wähle von den beiden Übungsserien eine aus, um deinen Körper nach dem Training wieder zu entspannen. Beide Serien sind so aufgebaut, dass du mit jeweils vier Übungen effektiv den gesamten Körper dehnst.

Für jede Dehnung gilt: Halte die Position für mindestens 30 Sekunden. Bei einseitigen Übungen wird jede Seite 30 Sekunden gehalten. Achte auf eine fließende und ruhige Atmung während der Übungsausführung, damit sich auch dein Nervensystem allmählich wieder beruhigt.

Übungsserie 1

Dehnung der Brustmuskulatur

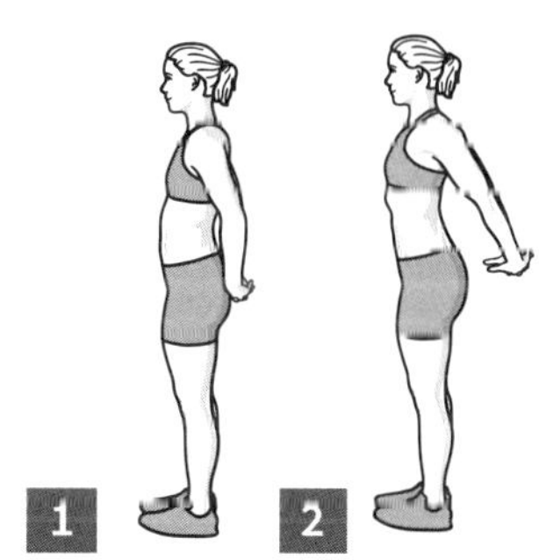

1. Einen aufrechten hüftbreiten Stand einnehmen. Die Hände hinter dem Rücken verschränken. Die Handrücken zeigen dabei nach unten. Den Blick nach vorn richten.
2. Die verschränkten Hände mit gestreckten Armen langsam nach hinten und oben anheben. Die Schultern dabei nach hinten unten ziehen. Das Brustbein zieht gleichzeitig nach vorn oben, sodass ein leichter Zug in der Brustmuskulatur sowie im vorderen Schulterbereich entsteht.

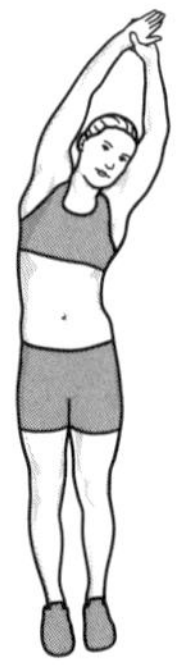

Dehnung der breiten Rückenmuskulatur

Einen aufrechten Stand einnehmen. Die Arme nach oben strecken. Eine Hand greift das Handgelenk des gegenüberliegenden Arms. Den Oberkörper auf die Seite der greifenden Hand neigen. Das Becken behält dabei seine Position bei. Die greifende Hand verleiht der gegenüberliegenden Seite durch einen leichten Zug zur Seite und nach oben etwas mehr Länge.

---

1 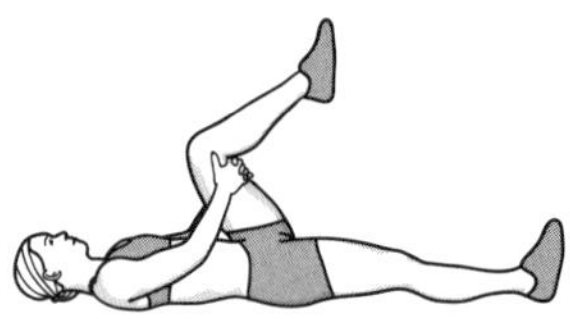

2 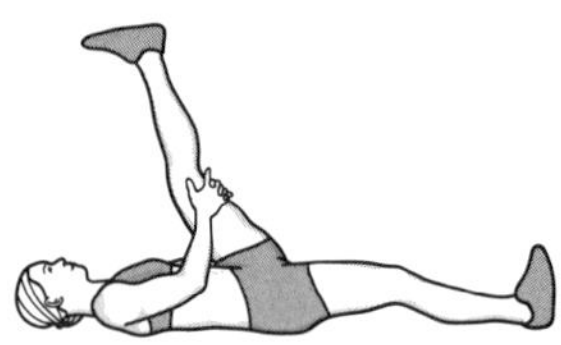

Dehnung der Beinrückseite im Liegen

1. In der Rückenlage beginnen. Das rechte Bein lang gestreckt auf dem Boden ablegen. Das linke Bein angewinkelt zum Oberkörper heranziehen.
2. Das linke Bein nach oben strecken. Die Ferse nach oben zur Decke schieben.

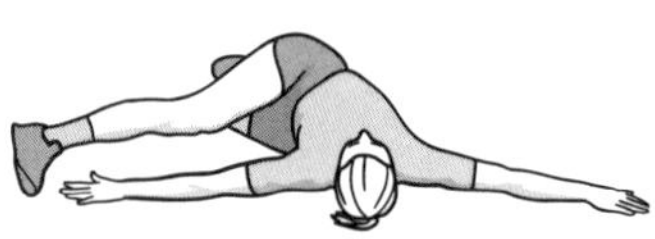

Dehnung der Rumpf-, Gesäß- und Beinmuskulatur

In der Rückenlage beginnen. Das linke Bein gestreckt ablegen. Das rechte Bein anheben und auf der linken Seite gestreckt ablegen. Die Hüfte dreht mit. Das Bein so lang wie möglich zur linken Seite strecken. Gleichzeitig den Oberkörper in die Gegenrichtung nach rechts aufdrehen, sodass beide Schulterblätter am Boden bleiben. Die Übung auf der anderen Seite wiederholen.

Übungsserie 2

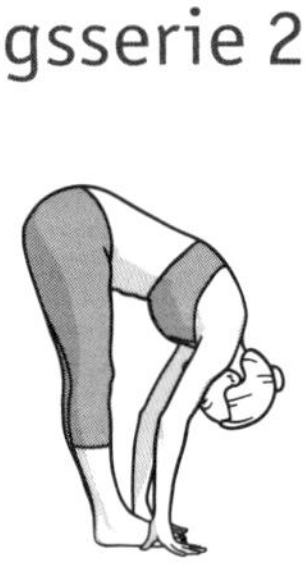

Dehnung der Oberschenkelrückseite

Im Stand die Füße hüftbreit öffnen. Mit lang gestreckter Wirbelsäule aus der Hüfte nach vorn neigen. Die Beine gestreckt halten, sodass eine Dehnung in den Beinrückseiten zu spüren ist. Mit den Fingerspitzen zum Boden kommen und den Nacken entspannen.

Dehnung der Hüftmuskulatur

1. In einen halben Kniestand kommen; dafür das rechte Bein im rechten Winkel vor dem Körper aufstellen und das Knie des linken Beins am Boden unterhalb der Hüfte positionieren. Der Oberkörper bleibt aufrecht.
2. Den Oberkörper und die Hüfte nun aktiv nach vorn schieben, sodass in der Hüft- und Oberschenkelvorderseite des hinteren Beins eine leichte Dehnung zu spüren ist.

1

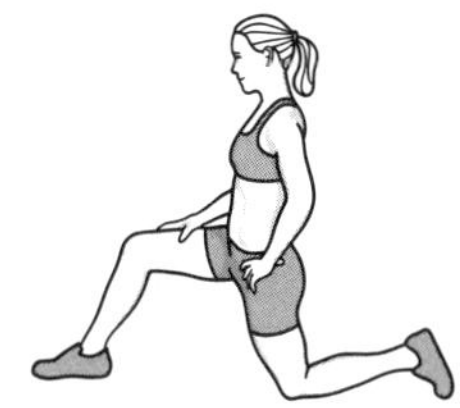

2

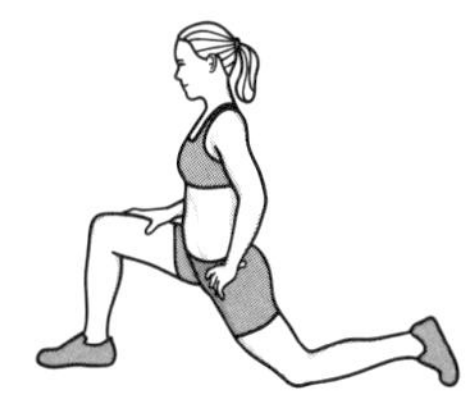

Dehnung der Gesäßmuskulatur

1. Aus dem tiefen Ausfallschritt mit vorn aufgestützten Händen den rechten Unterschenkel quer auf der Matte ablegen, sodass das rechte Knie auf der rechten Seite und der rechte Fuß auf der linken Seite der Matte liegt. Das linke Bein nach hinten strecken. Mit den Händen vorn auf der Matte abstützen.
2. Den linken Fuß ablegen und dann den Oberkörper nach vorn unten absenken, wenn möglich die Stirn ablegen.

1

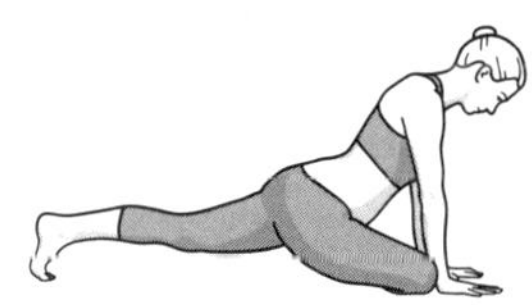

2

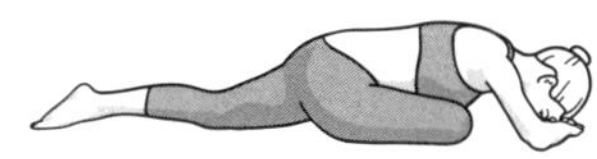

Schulterdehnung mit Faszienrolle

1. Im Vierfüßlerstand beginnen. Die Rolle vor den Fingerspitzen platzieren. Die Hände etwas weiter als schulterbreit auf die Rolle legen.
2. Mit den Händen weiter nach vorn rollen, bis die Unterarme auf der Rolle aufliegen. Das Gesäß weit nach oben schieben. Den Oberkörper zwischen den Armen nach unten absenken. Die Wirbelsäule in die Länge strecken.

1

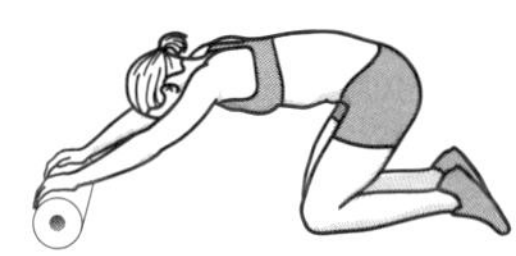

2

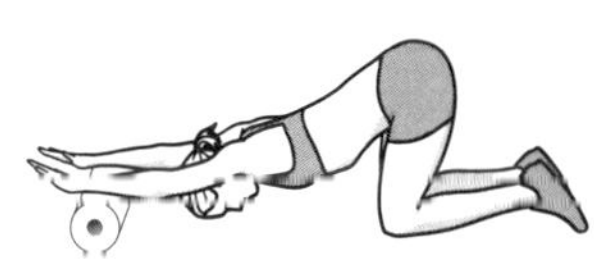

Die Workouts

2

1 Ganzkörperworkout für Einsteiger 1

1 2 3

Trainingsdauer: 20 Minuten

	Übungen	Wiederholungen/ Belastungszeit	Pause in Sek.	Sätze	Intensität	Seite
1	Vierfüßlerstand mit Crunch	10 Wdh. pro Seite	20	2	1	126
2	Crunch	10 Wdh.	20	2	1	130
3	Seitstütz mit angewinkelten Knien	30 Sek. pro Seite	20	2	1	128
4	Kniebeuge	10 Wdh.	20	2	1	132
5	Beckenheben	10 Wdh.	20	2	1	134
6	Liegestütz mit abgelegten Knien	10 Wdh.	20	2	1	124

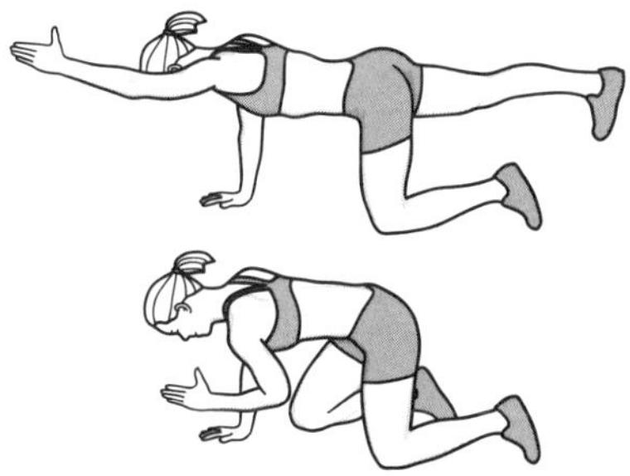

1 Vierfüßlerstand mit Crunch

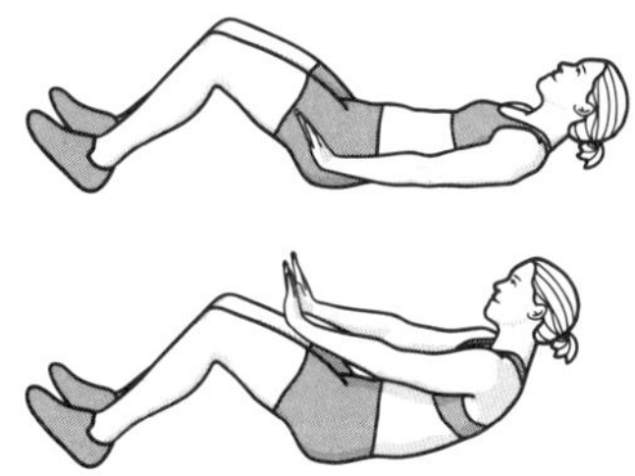

2 Crunch

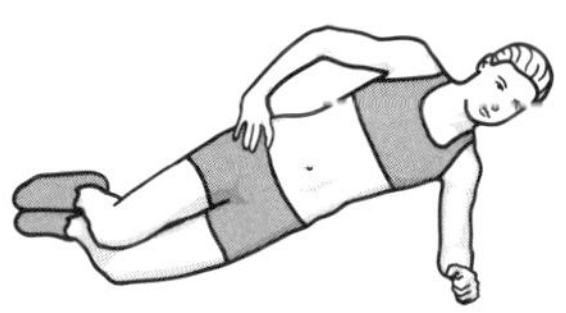

3 Seitstütz mit angewinkelten Knien

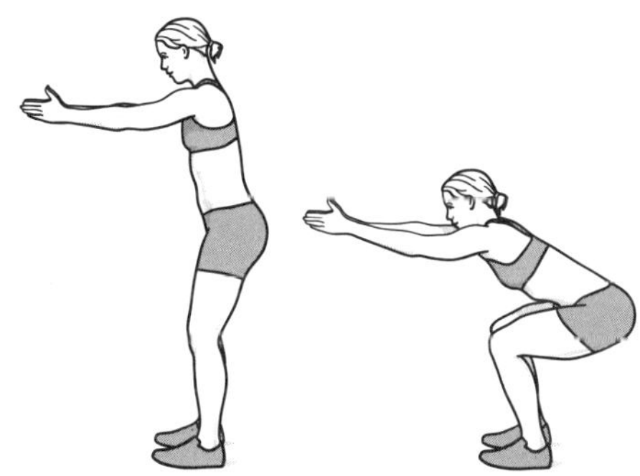

4 Kniebeuge

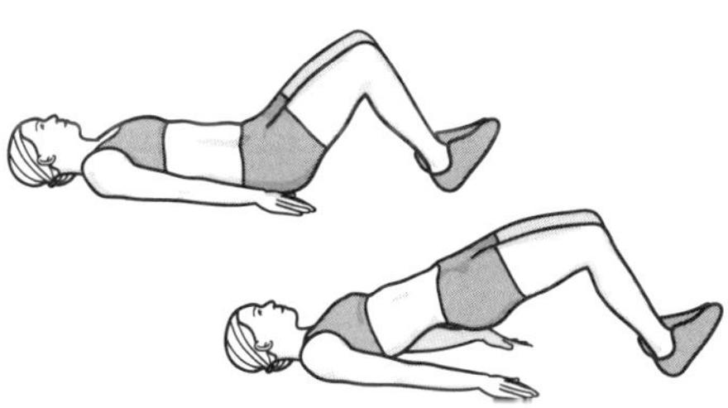

5 Beckenheben

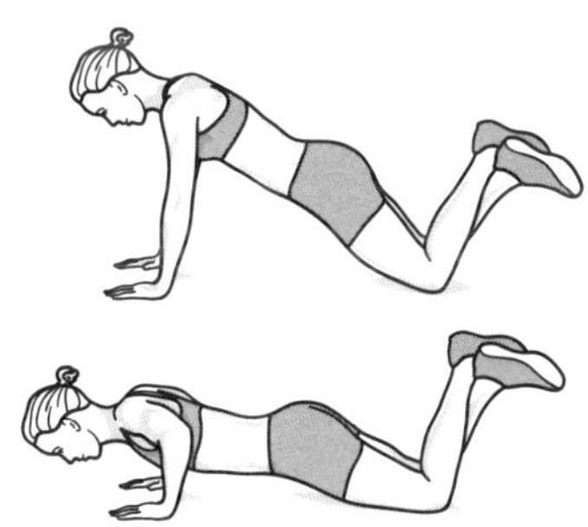

6 Liegestütz mit abgelegten Knien

2 Ganzkörperworkout für Einsteiger 2

1 2 3

Trainingsdauer: 20 Minuten

	Übungen	Wiederholungen/ Belastungszeit	Pause in Sek.	Sätze	Intensität	Seite
1	Drehender Blitz	10 Wdh. im Wechsel	20	2	1	135
2	Ausfallschritt	10 Wdh. pro Seite	20	2	1	133
3	Wechselseitiges Beinstrecken	10 Wdh. im Wechsel	20	2	1	130
4	Über-Kopf-Ziehen in Bauchlage	15 Wdh.	20	2	1	125
5	Unterarmstütz	30 Sek.	20	2	1	127
6	Kickback	10 Wdh. pro Seite	20	2	1	134

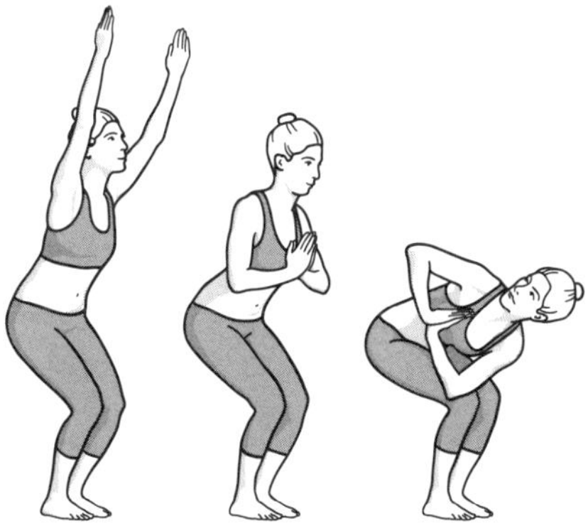

1 Drehender Blitz

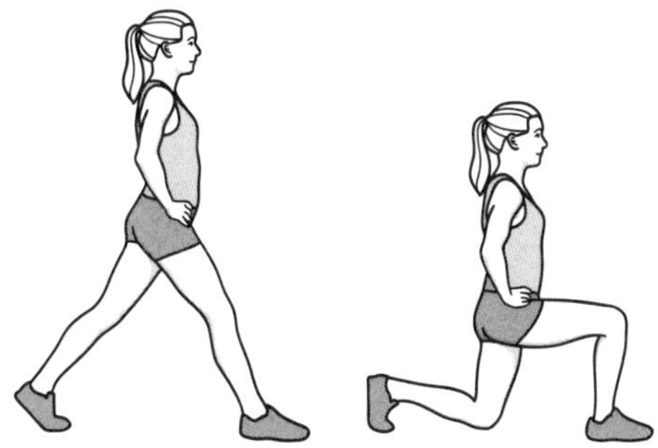

2 Ausfallschritt

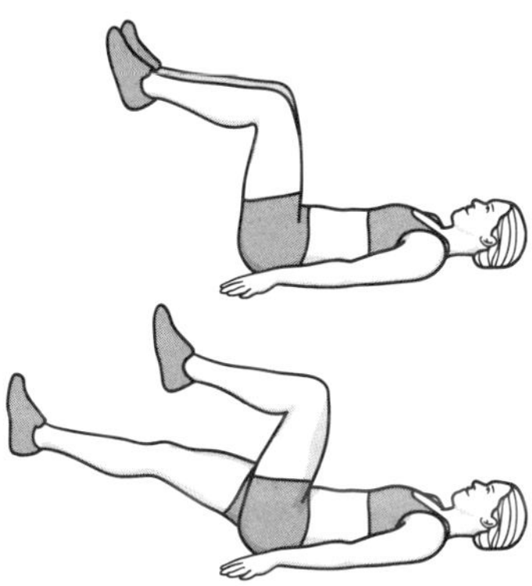

3 Wechselseitiges Beinstrecken

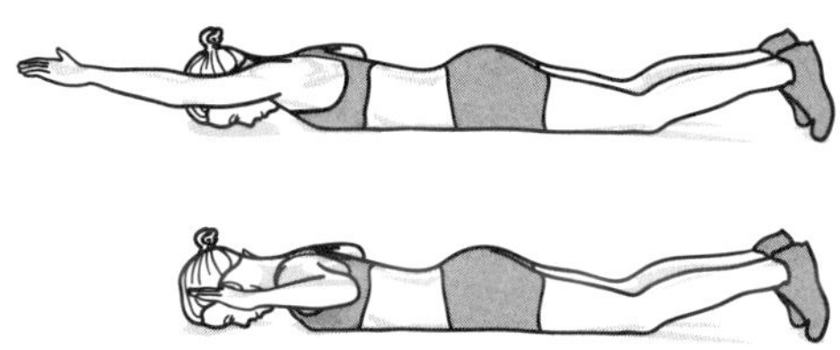

4 Über-Kopf-Ziehen in Bauchlage

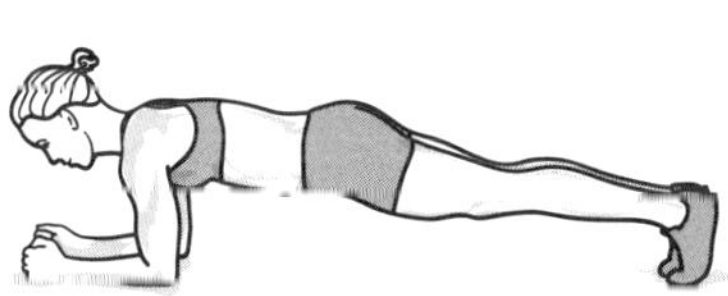

5 Unterarmstütz

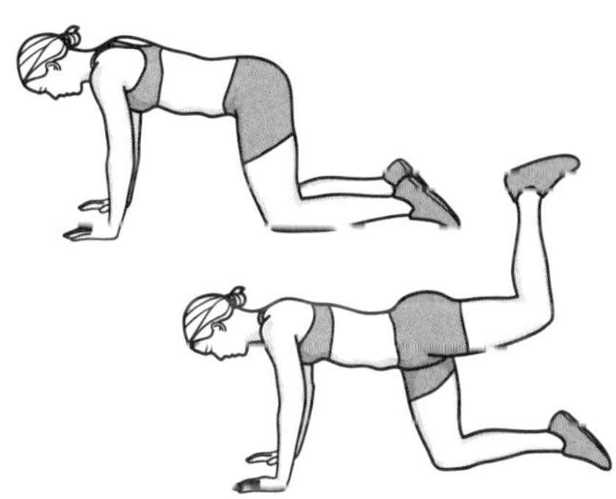

6 Kickback

3 Ganzkörperworkout für Einsteiger 3

Trainingsdauer: 35 Minuten

1 2 3

	Übungen	Wiederholungen/ Belastungszeit	Pause in Sek.	Sätze	Intensität	Seite
1	Bergsteiger an der Wand	30 Sek.	20	2	1	123
2	Vierfüßlerstand mit Crunch	10 Wdh. pro Seite	20	2	1	126
3	Crunch	15 Wdh.	20	2	1	130
4	Diagonaler Crunch	10 Wdh. pro Seite	20	2	1	130
5	Beckenheben	15 Wdh.	20	2	1	134
6	Wandsitzen	30 Sek.	20	2	1	132
7	Sumo-Kniebeuge	15 Wdh.	20	2	1	132
8	Umgedrehtes V – Planke	10 Wdh.	20	2	1	136

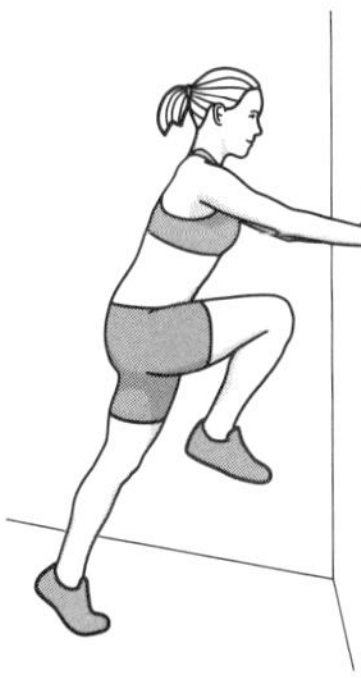

1 Bergsteiger an der Wand

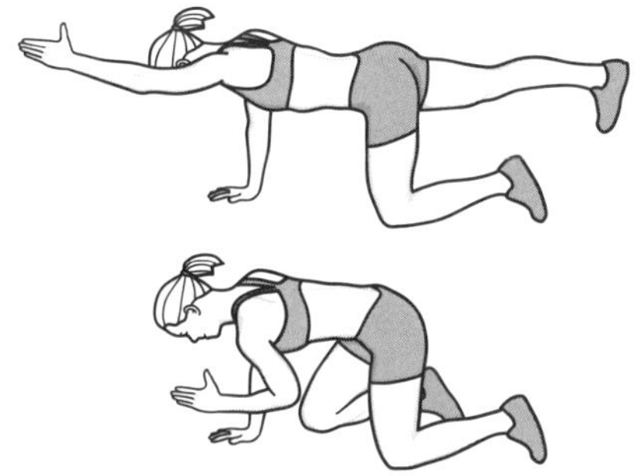

2 Vierfüßlerstand mit Crunch

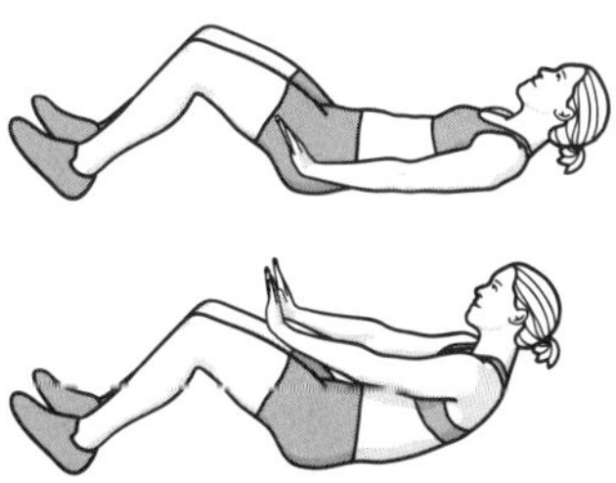

3 Crunch

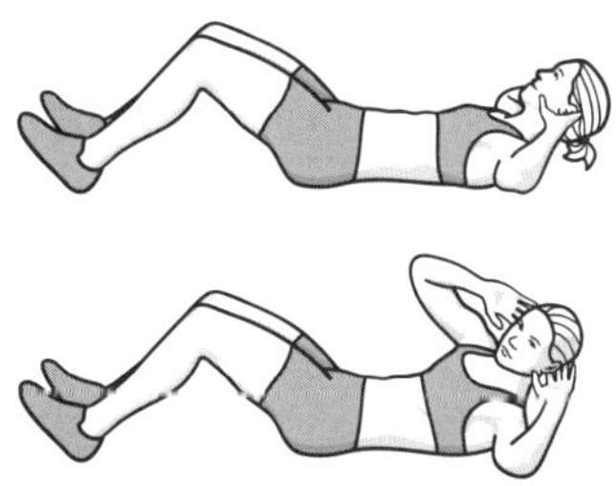

4 Diagonaler Crunch

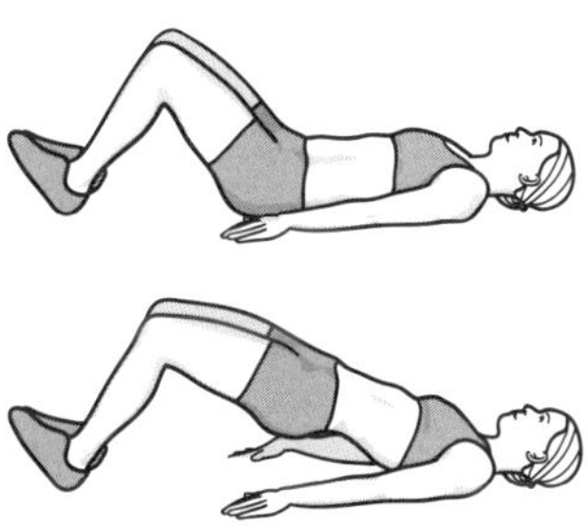

5 Beckenheben

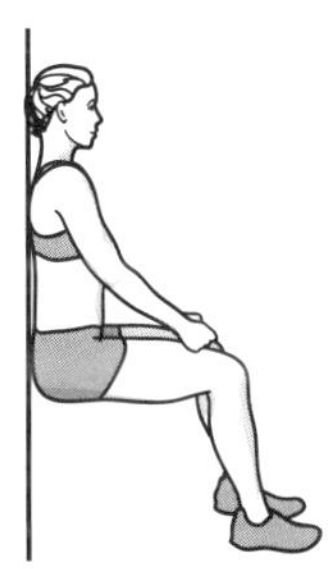

6 Wandsitzen

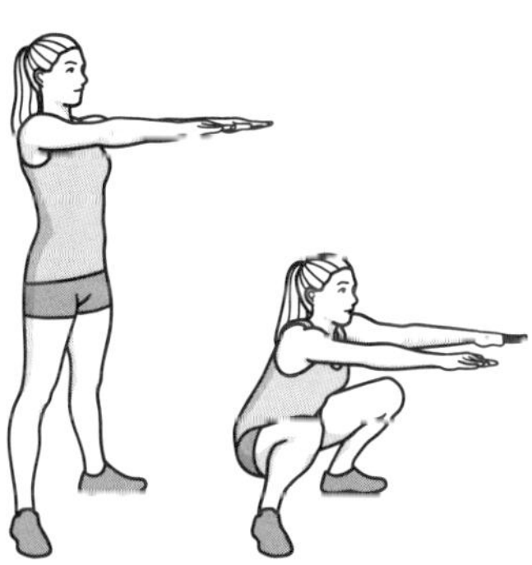

7 Sumo-Kniebeuge

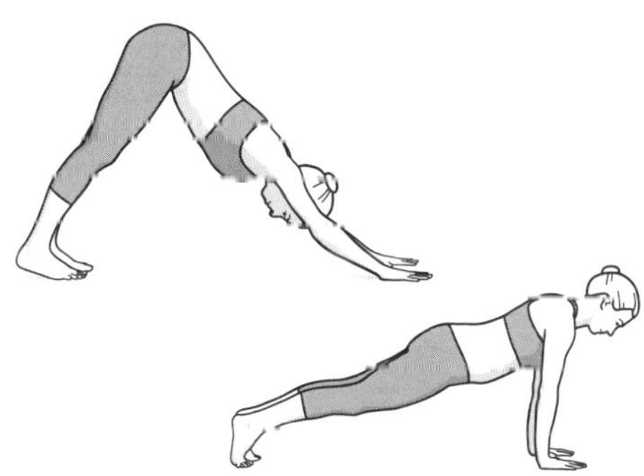

8 Umgedrehtes V – Planke

4 Ganzkörperworkout für Einsteiger 4

1 2 3

Trainingsdauer: 35 Minuten
Benötigtes Hilfsmittel: stabile Kiste oder Box

	Übungen	Wiederholungen/ Belastungszeit	Pause in Sek.	Sätze	Intensität	Seite
1	Laufen	60 Sek.	20	2	1	120
2	Seitlicher Wechselsprung	30 Sek.	20	2	1	121
3	Ausfallschritt	10 Wdh. pro Seite	20	2	1	133
4	Dip	10 Wdh.	20	2	1	125
5	Vierfüßlerstand mit angehobenen Knien	30 Sek.	20	2	1	126
6	Beinpendel mit gebeugten Beinen	20 Wdh. im Wechsel	20	2	1	131
7	Adduktion aus der Seitenlage	10 Wdh. pro Seite	20	2	1	142
8	Abduktion aus der Seitenlage	10 Wdh. pro Seite	20	2	1	142

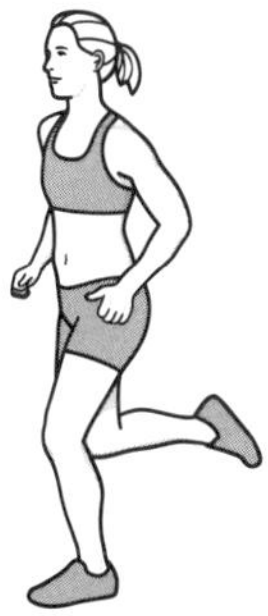

1 Laufen

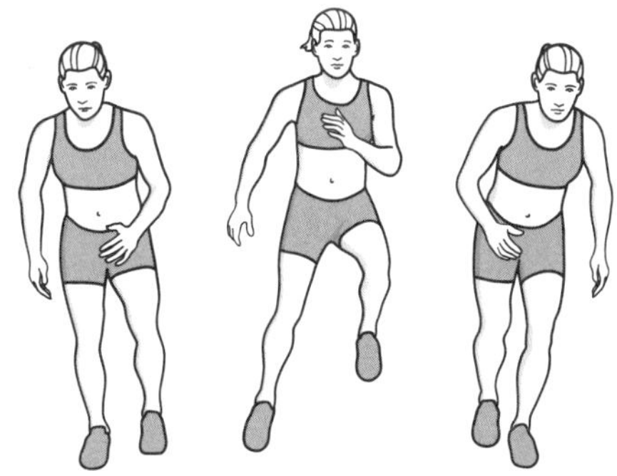

2 Seitlicher Wechselsprung

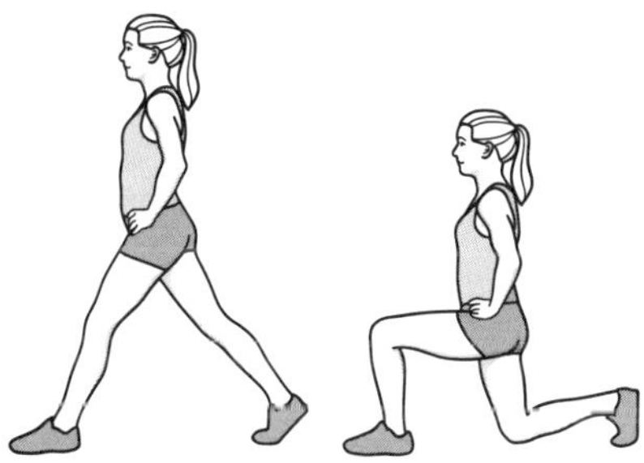

3 Ausfallschritt

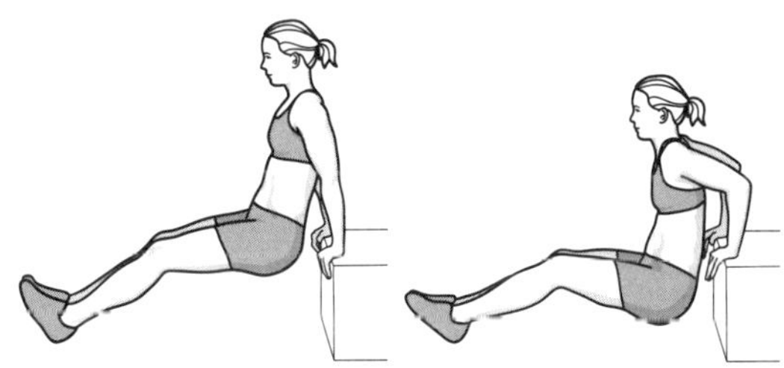

4 Dip

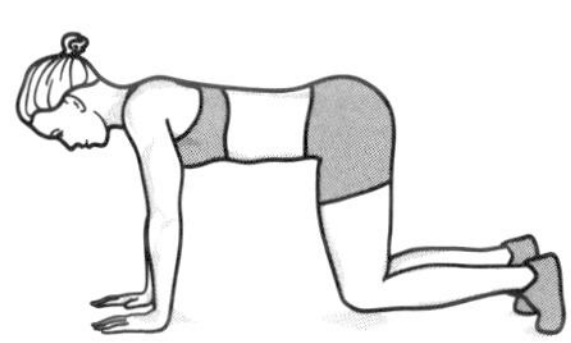

5 Vierfüßlerstand mit angehobenen Knien

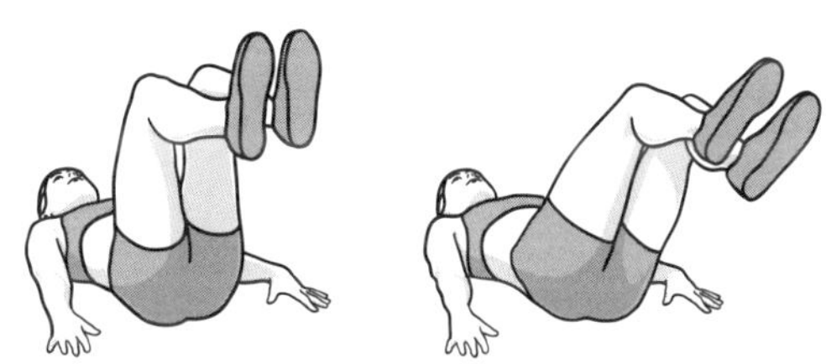

6 Beinpendel mit gebeugten Beinen

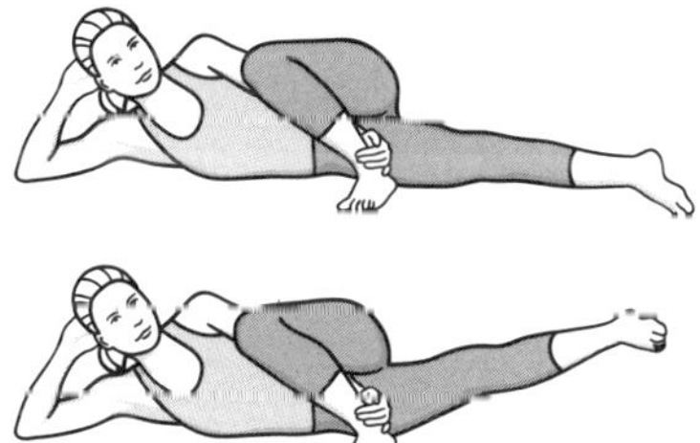

7 Adduktion aus der Seitenlage

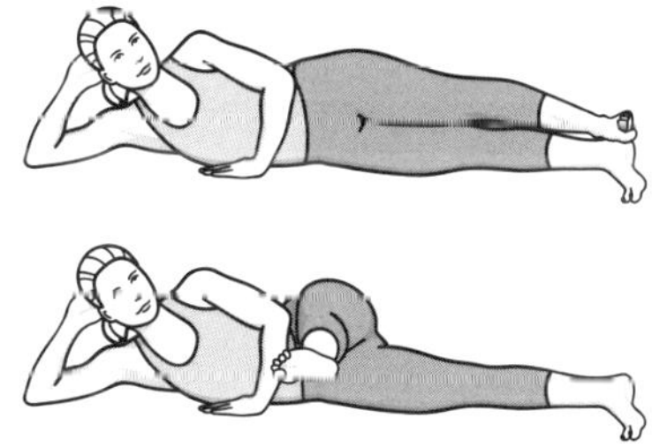

8 Abduktion aus der Seitenlage

5 Ganzkörperworkout für Einsteiger 5

1 2 3

Trainingsdauer: 45 Minuten
Benötigte Hilfsmittel: Faszienrolle, stabile Kiste oder Box, Tisch

	Übungen	Wiederholungen/ Belastungszeit	Pause in Sek.	Sätze	Intensität	Seite
1	Frontstütz mit Armheben auf Rolle	30 Sek.	20	2	1	126
2	Seitstütz mit angewinkelten Knien	30 Sek. pro Seite	20	2	1	128
3	Crunch	15 Wdh.	20	2	1	130
4	Dip	10 Wdh.	20	2	1	125
5	Rudern am Tisch	10 Wdh.	20	2	1	125
6	Wechselsprung	30 Sek.	20	2	1	121
7	Kniebeuge	15 Wdh.	20	2	1	132
8	Knieheben	30 Sek.	20	2	1	120
9	Paddeln in Bauchlage	30 Sek.	20	2	1	123
10	Kobra	10 Wdh.	20	2	1	136

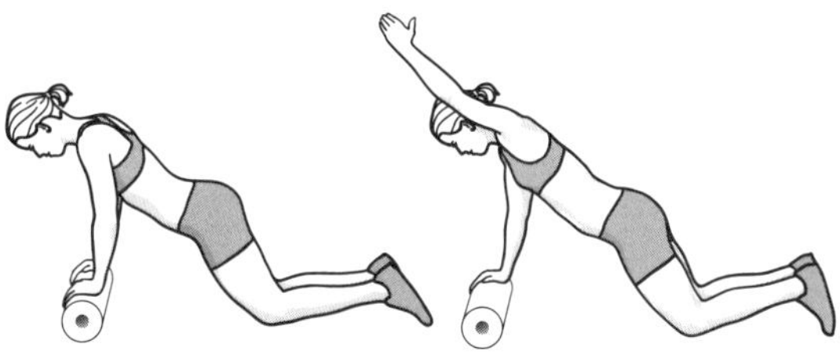

1 Frontstütz mit Armheben auf Rolle

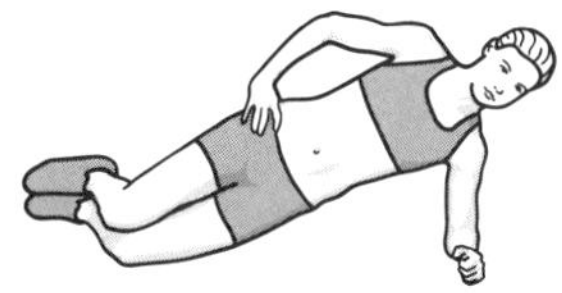

2 Seitstütz mit angewinkelten Knien

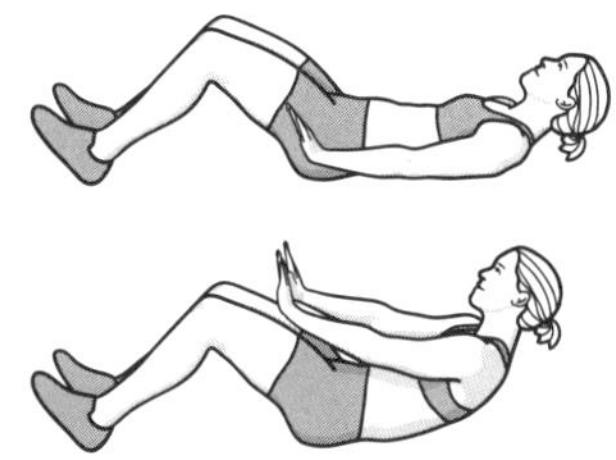

3 Crunch

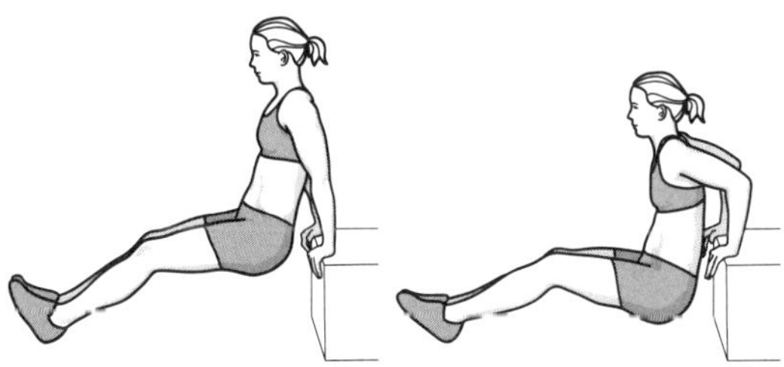

4 Dip

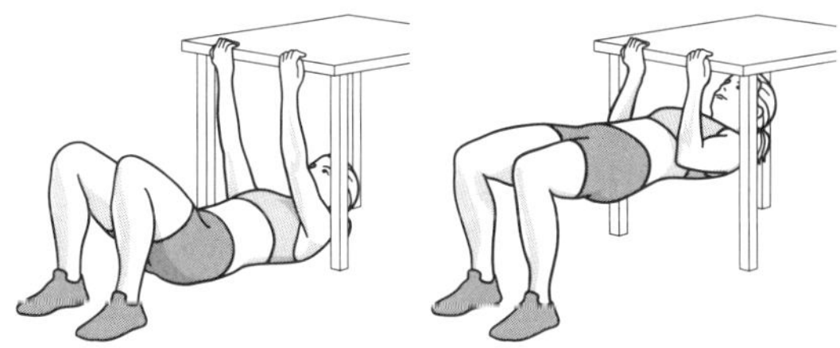

5 Rudern am Tisch

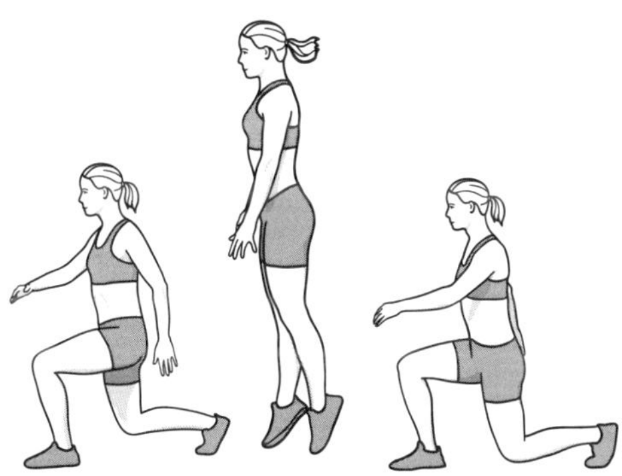

6 Wechselsprung

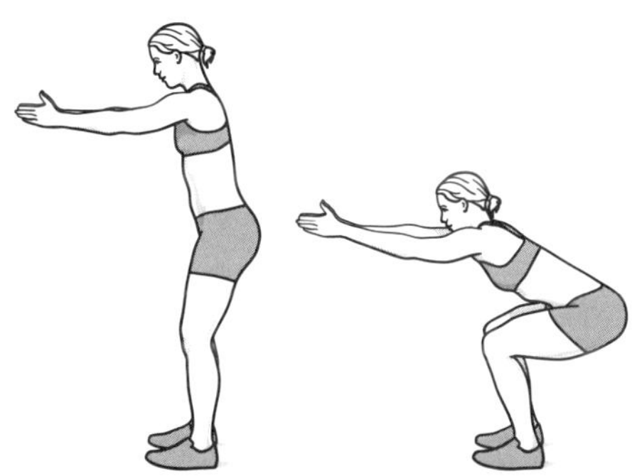

7 Kniebeuge

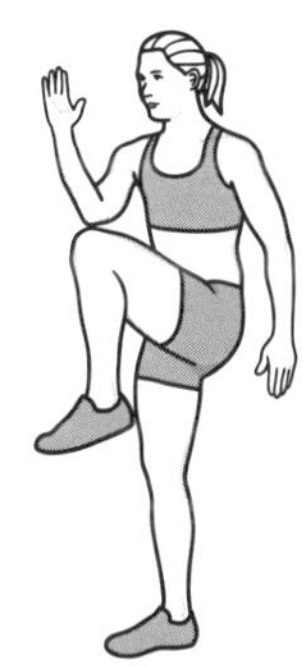

8 Knieheben

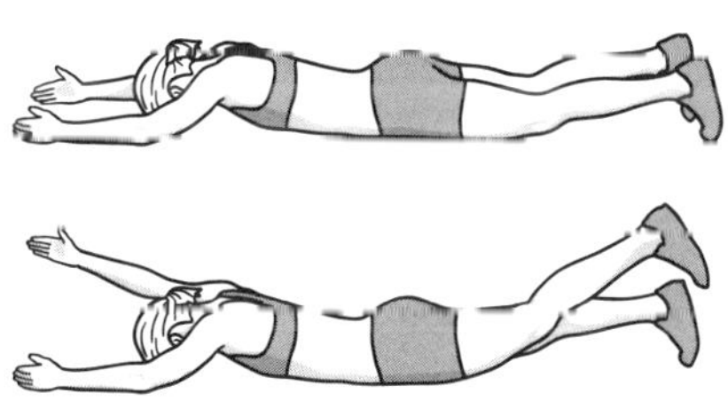

9 Paddeln in Bauchlage

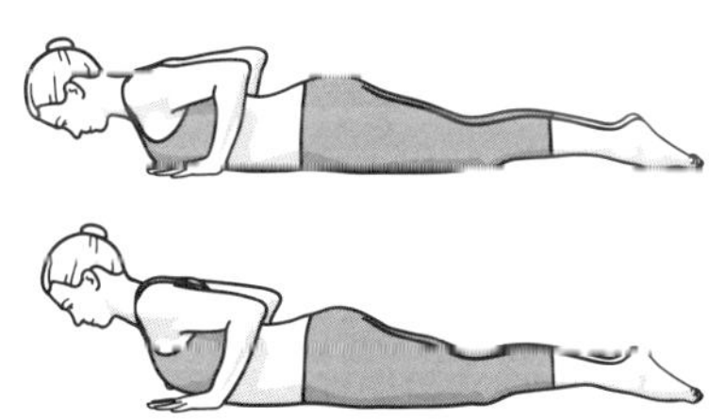

10 Kobra

6 Ganzkörperworkout für Trainingserfahrene 1

1 **2** 3

Trainingsdauer: 20 Minuten
Benötigte Hilfsmittel: Sprungseil, Faszienrolle, Handtuch

	Übungen	Wiederholungen/ Belastungszeit	Pause in Sek.	Sätze	Intensität	Seite
1	Seilspringen	60 Sek.	20	2	2	120
2	Unterarmstütz auf Rolle mit Beinheben	10 Wdh. im Wechsel	20	2	2	127
3	Dynamischer Seitstütz	10 Wdh. pro Seite	20	2	2	129
4	Kniebeugensprung	30 Sek.	20	2	2	122
5	Gleitender Ausfall-schritt	10 Wdh. pro Seite	20	2	2	133
6	Beckenheben mit Füßen auf Rolle	10 Wdh.	20	2	2	134

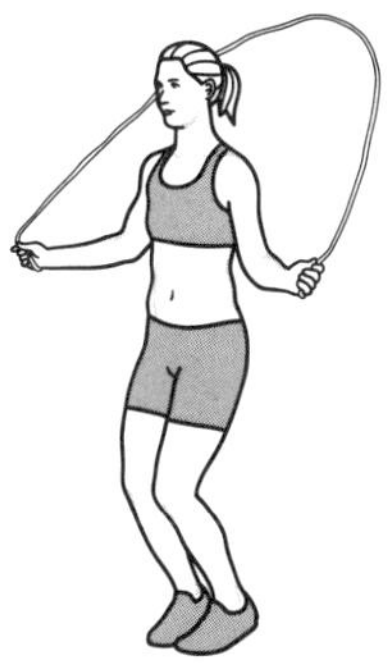

1 Seilspringen

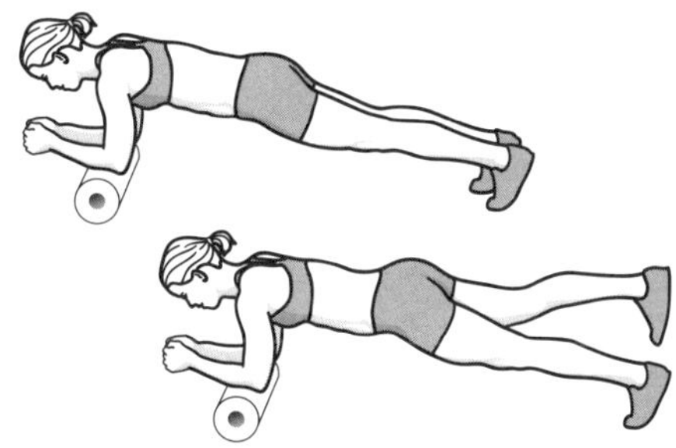

2 Unterarmstütz auf Rolle mit Beinheben

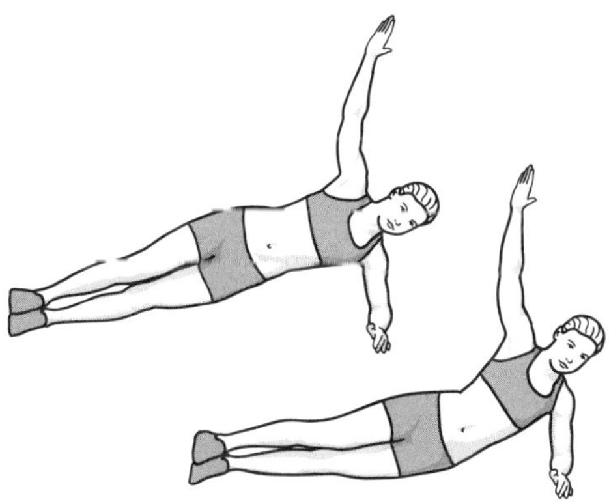

3 Dynamischer Seitstütz

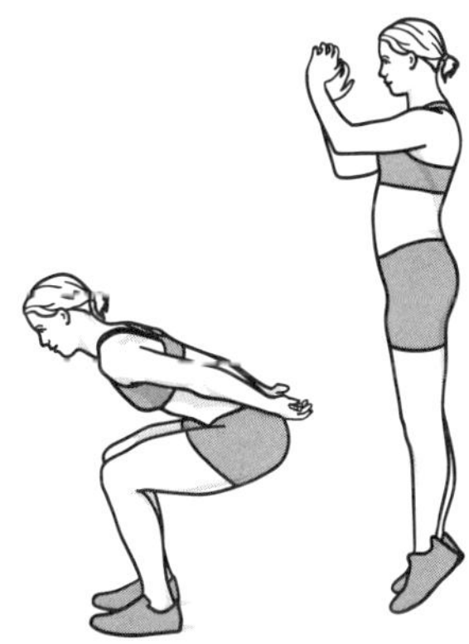

4 Kniebeugensprung

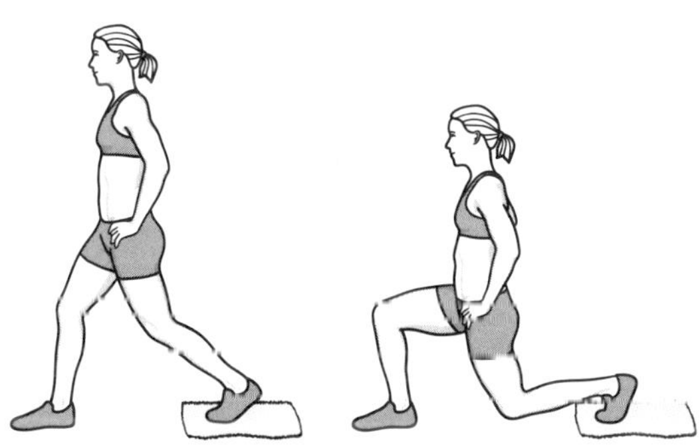

5 Gleitender Ausfallschritt

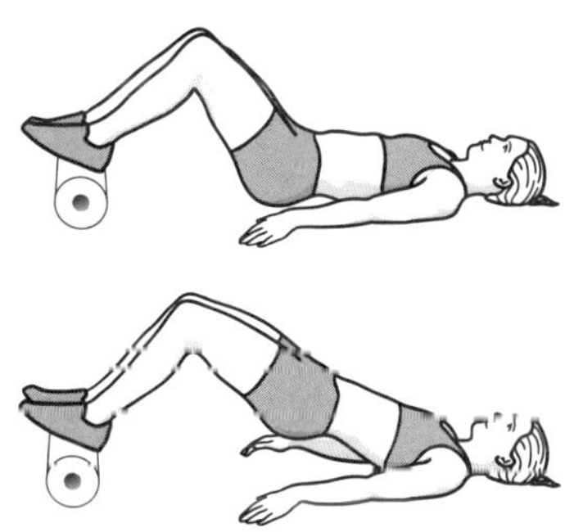

6 Beckenheben mit Füßen auf Rolle

7 Ganzkörperworkout für Trainingserfahrene 2

1 **2** 3

Trainingsdauer: 20 Minuten
Benötigtes Hilfsmittel: Handtuch

	Übungen	Wiederholungen/ Belastungszeit	Pause in Sek.	Sätze	Intensität	Seite
1	Hampelmann	30 Sek.	20	2	2	121
2	Gleitender seitlicher Ausfallschritt	10 Wdh. pro Seite	20	2	2	133
3	Wechselsprung	45 Sek. im Wechsel	20	2	2	121
4	Wandern im Stütz	20 Wdh. im Wechsel	20	2	2	128
5	Die Hundert	100 Wdh.	20	2	2	140
6	Tor	10 Wdh. pro Seite	20	2	2	142

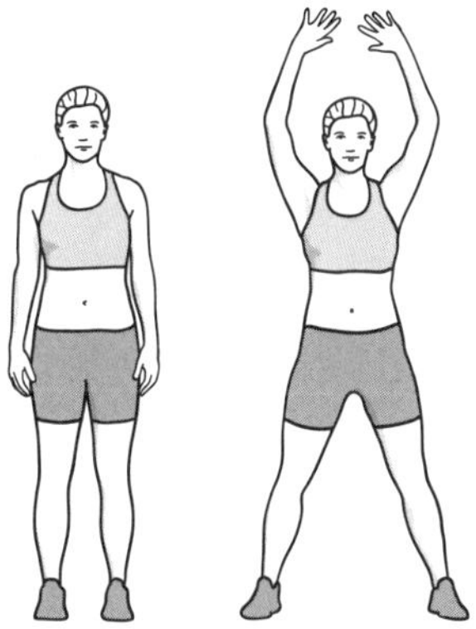

1 Hampelmann

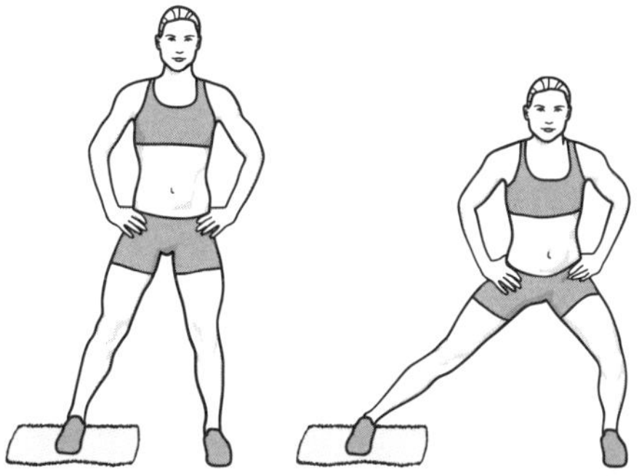

2 Gleitender seitlicher Ausfallschritt

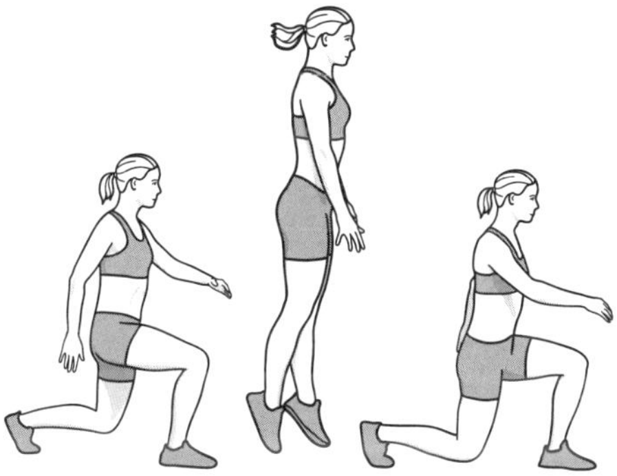

3 Wechselsprung

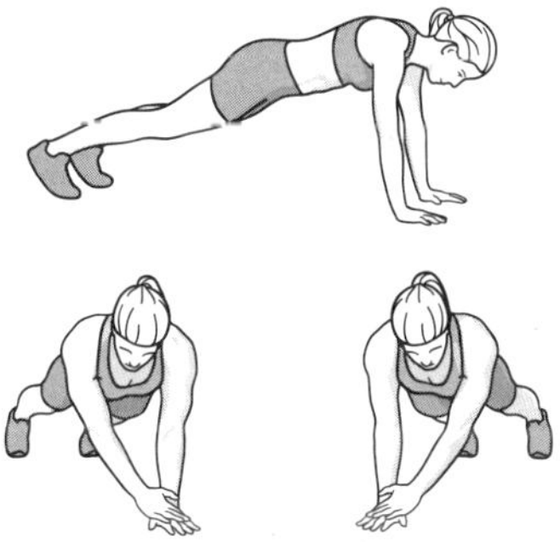

4 Wandern im Stütz

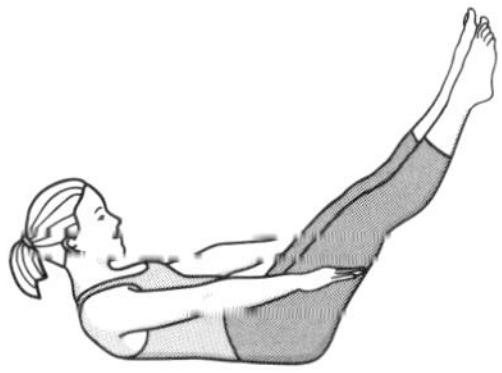

5 Die Hundert

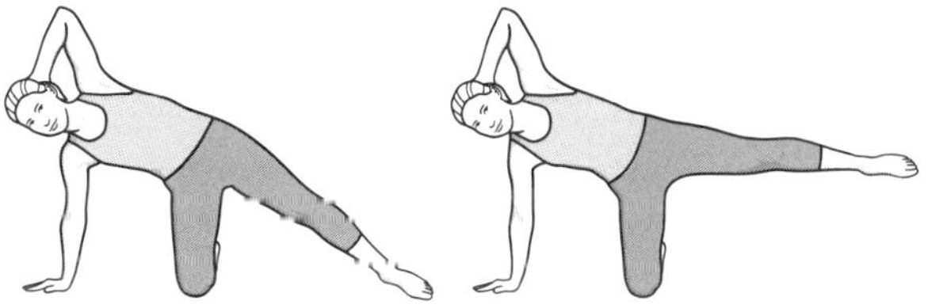

6 Tor

8 Ganzkörperworkout für Trainingserfahrene 3

1 **2** 3

Trainingsdauer: 25 Minuten
Benötigtes Hilfsmittel: stabile Kiste oder Box

	Übungen	Wiederholungen/ Belastungszeit	Pause in Sek.	Sätze	Intensität	Seite
1	Laufen	60 Sek.	20	2	2	120
2	Kniebeuge	15 Wdh.	20	2	1	132
3	Liegestütz	10 Wdh.	20	2	2	124
4	Dip	10 Wdh.	20	2	1	125
5	Beinpendel mit gestreckten Beinen	20 Wdh. im Wechsel	20	2	2	131
6	Umgedrehte Planke mit Beinheben	10 Wdh. im Wechsel	20	2	2	141
7	Käfer	20 Wdh. im Wechsel	20	2	2	140
8	Beckenheben	15 Wdh.	20	2	1	134

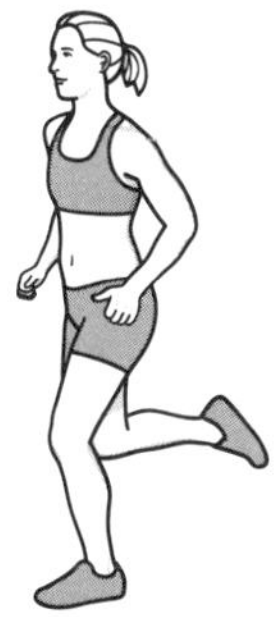

1 Laufen

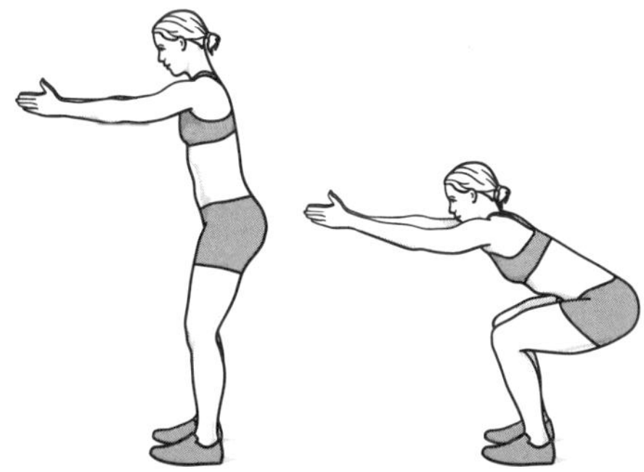

2 Kniebeuge

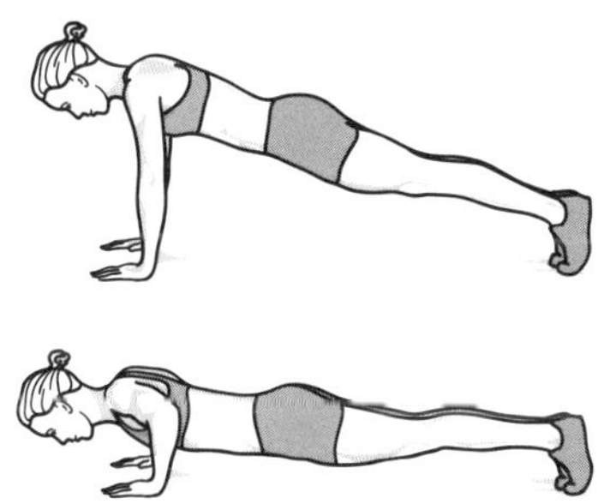

3 Liegestütz

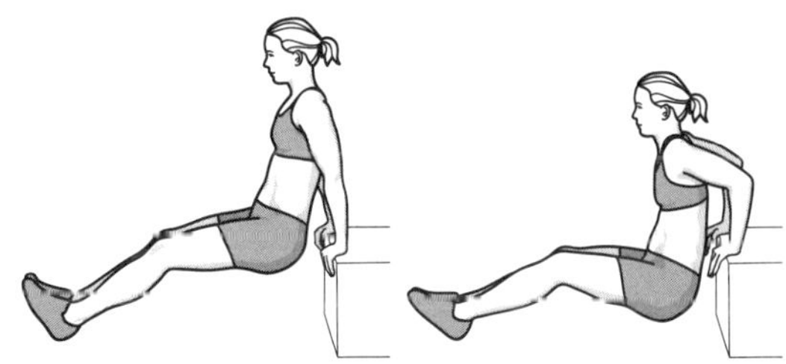

4 Dip

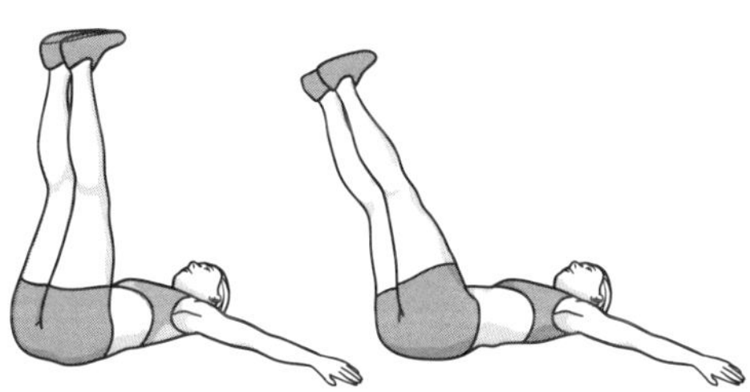

5 Beinpendel mit gestreckten Beinen

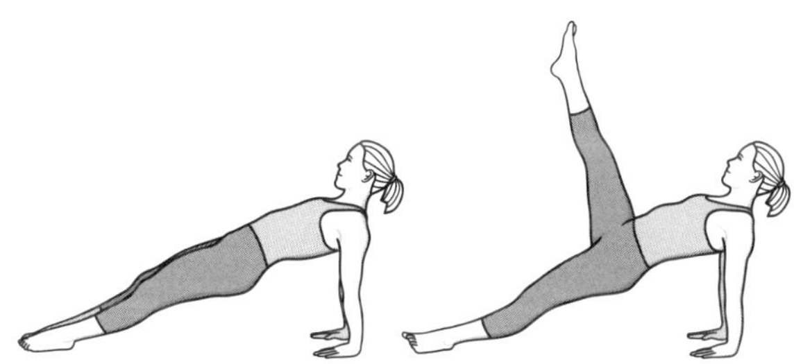

6 Umgedrehte Planke mit Beinheben

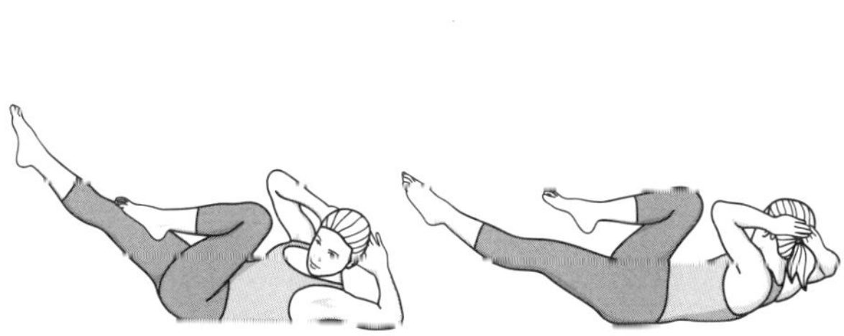

7 Käfer

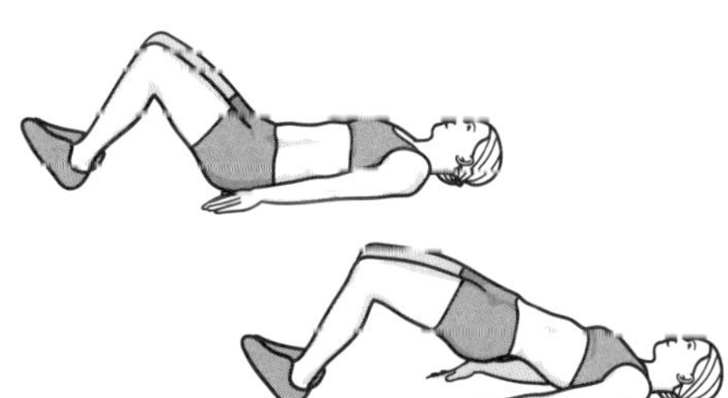

8 Beckenheben

9 Ganzkörperworkout für Trainingserfahrene 4

1 **2** 3

Trainingsdauer: 30 Minuten
Benötigtes Hilfsmittel: stabile Kiste oder Box

	Übungen	Wiederholungen/ Belastungszeit	Pause in Sek.	Sätze	Intensität	Seite
1	Bergsteiger mit Erhöhung	45 Sek.	20	2	2	123
2	Kniebeugensprung	45 Sek.	20	2	2	122
3	Unterarmstütz	45 Sek.	20	2	2	127
4	Gedrehter Seitstütz	10 Wdh. pro Seite	20	2	2	129
5	Die Hundert	100 Wdh.	20	2	2	140
6	Kickback	15 Wdh. pro Seite	20	2	1	134
7	Käfer	20 Wdh. im Wechsel	20	2	2	140
8	Paddeln in Bauchlage	45 Sek.	20	2	1	123

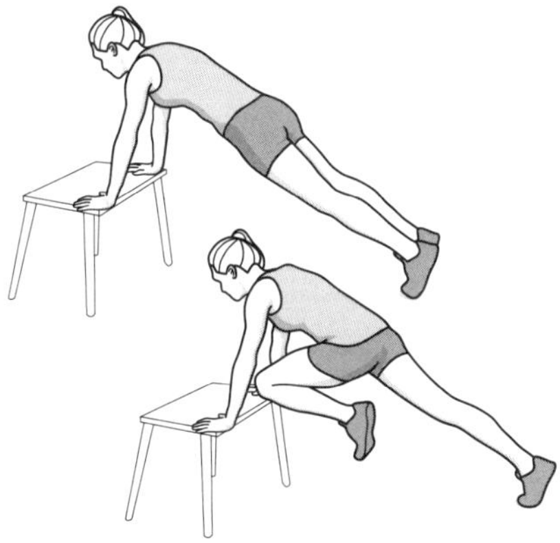

1 Bergsteiger mit Erhöhung

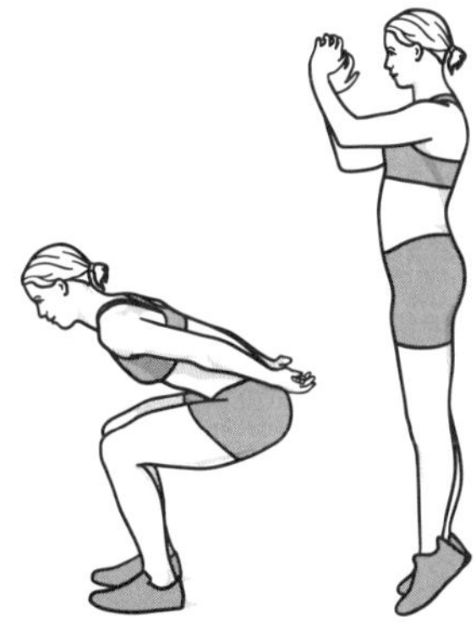

2 Kniebeugensprung

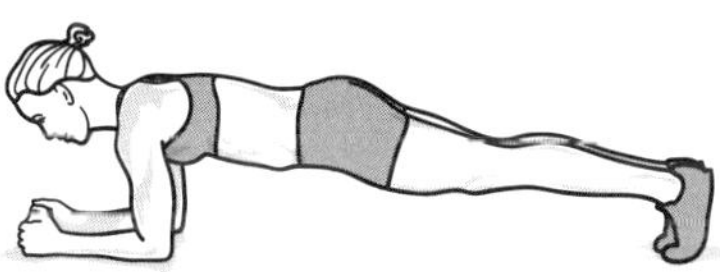

3 Unterarmstütz

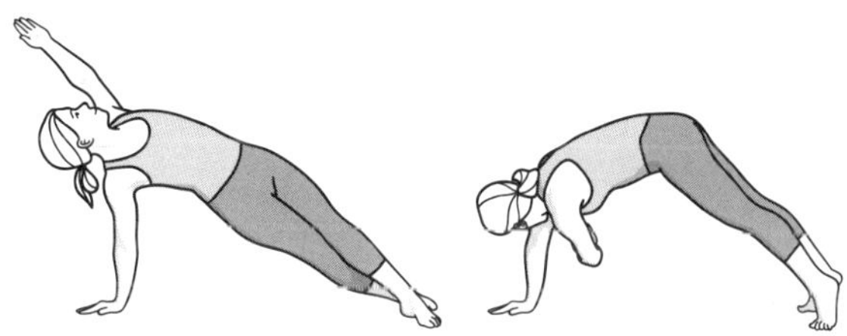

4 Gedrehter Seitstütz

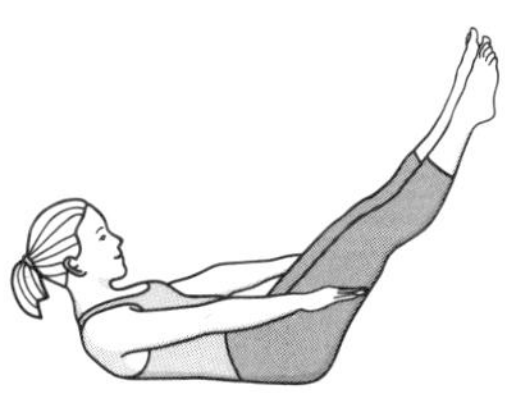

5 Die Hundert

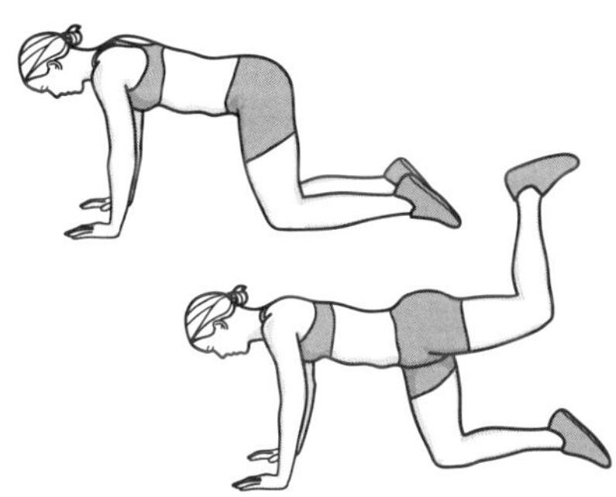

6 Kickback

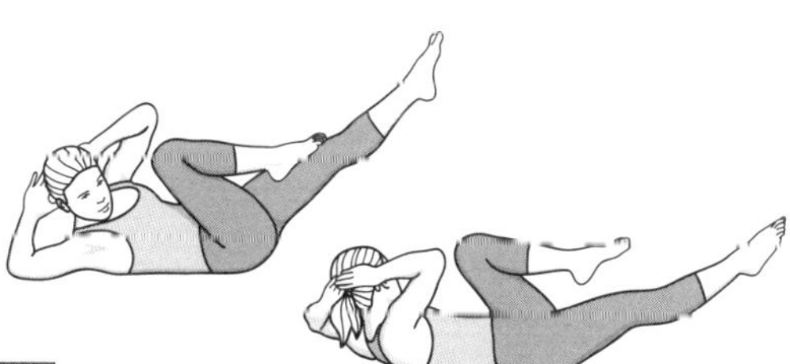

7 Käfer

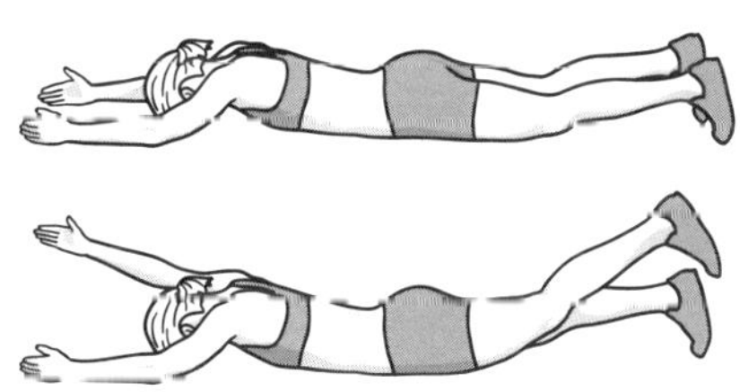

8 Paddeln in Bauchlage

10 Ganzkörperworkout für Trainingserfahrene 5

1 2 3

Trainingsdauer: 45 Minuten
Benötigte Hilfsmittel: Faszienrolle, Tisch

	Übungen	Wiederholungen/ Belastungszeit	Pause in Sek.	Sätze	Intensität	Seite
1	Unterarmstütz auf Rolle mit Beinheben	10 Wdh. im Wechsel	20	2	2	127
2	Dynamischer Seitstütz	10 Wdh. pro Seite	20	2	2	129
3	Rudern am Tisch	10 Wdh.	20	2	1	125
4	Wechselsprung	45 Sek.	20	2	1	121
5	Sumo-Kniebeuge	15 Wdh.	20	2	1	132
6	Adduktion aus der Seitenlage	15 Wdh. pro Seite	20	2	1	142
7	Abduktion aus der Seitenlage	15 Wdh. pro Seite	20	2	1	142
8	Umgedrehte Planke mit Beinheben	10 Wdh. im Wechsel	20	2	2	141
9	Beinpendel mit gestreckten Beinen	20 Wdh. im Wechsel	20	2	2	131
10	Crunch	20 Wdh.	20	2	1	130

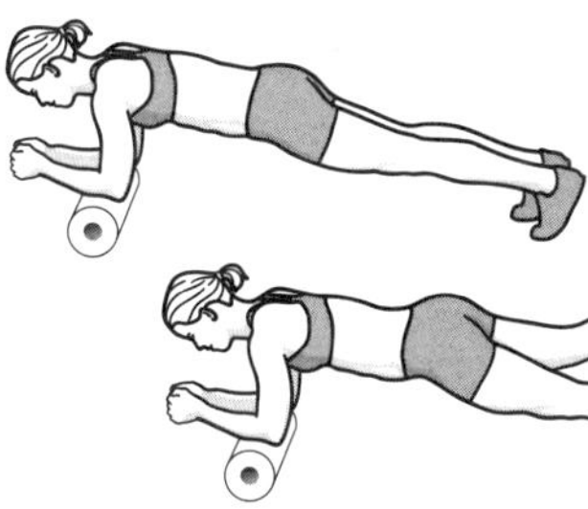

1 Unterarmstütz auf Rolle mit Beinheben

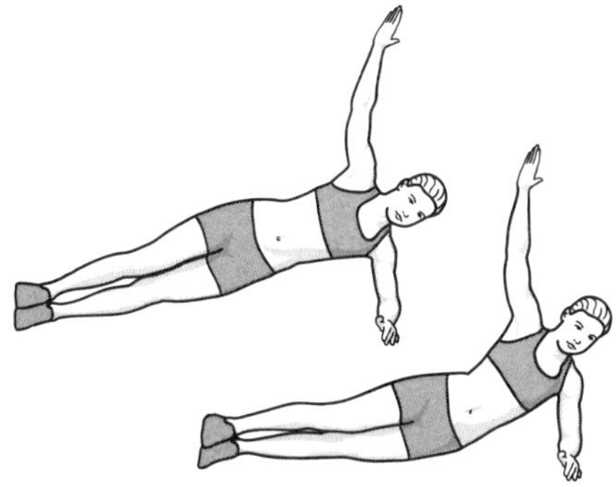

2 Dynamischer Seitstütz

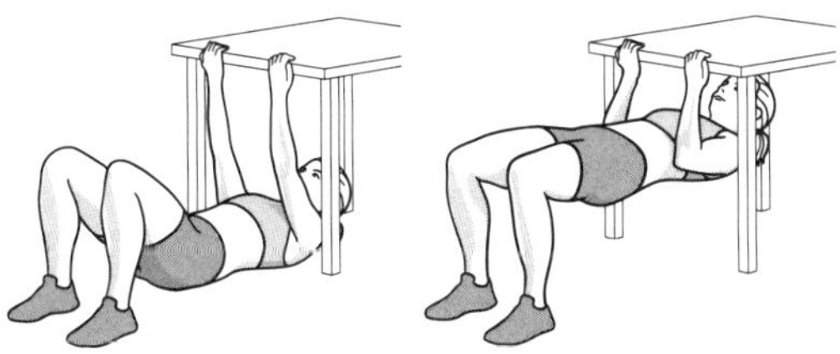

3 Rudern am Tisch

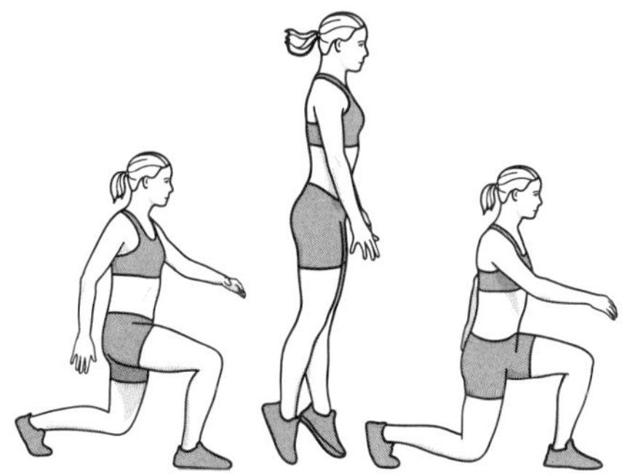

4 Wechselsprung

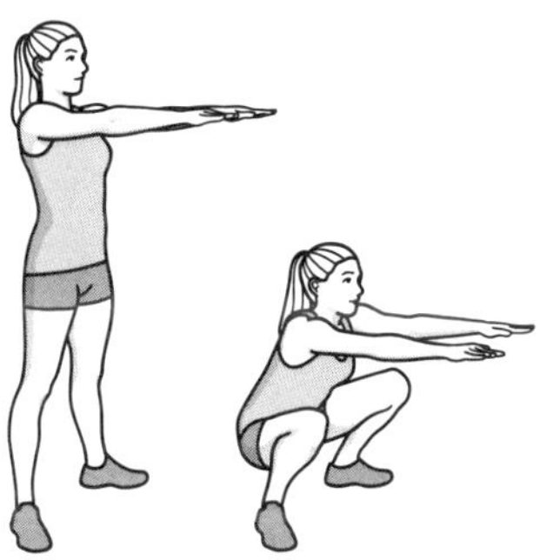

5 Sumo-Kniebeuge

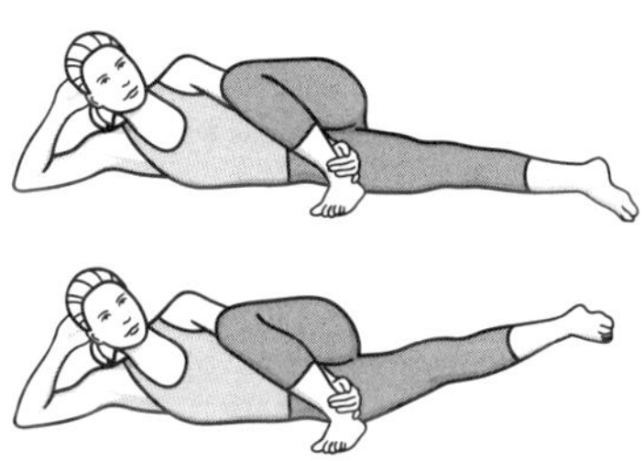

6 Adduktion aus der Seitenlage

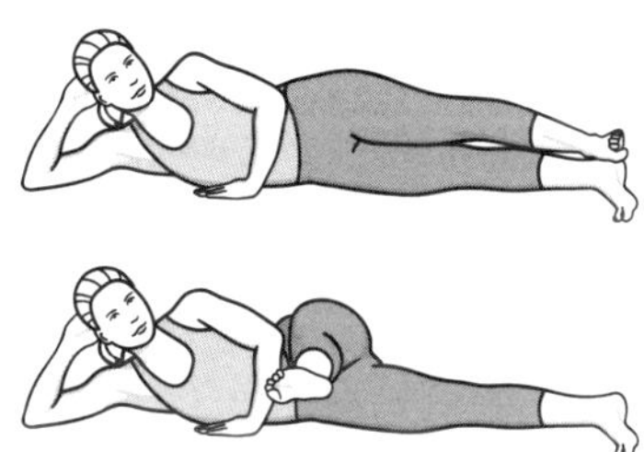

7 Abduktion aus der Seitenlage

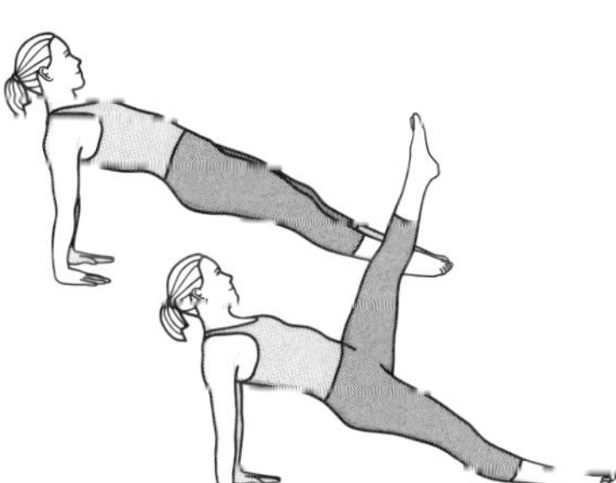

8 Umgedrehte Planke mit Beinheben

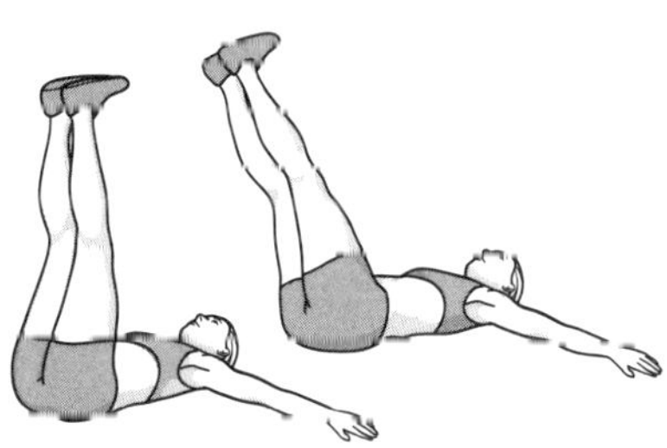

9 Beinpendel mit gestreckten Beinen

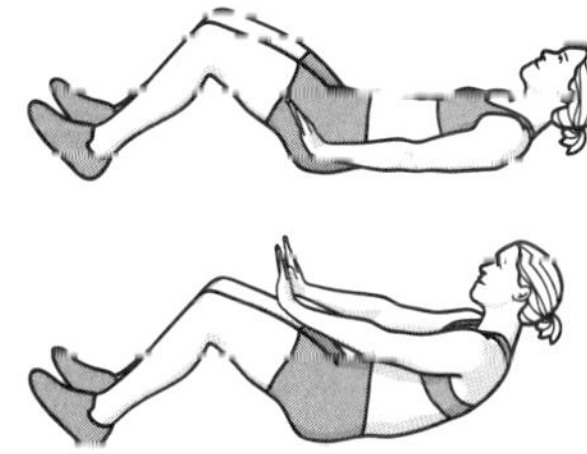

10 Crunch

11 Ganzkörperworkout für Fortgeschrittene 1

1 2 **3**

Trainingsdauer: 25 Minuten
Benötigtes Hilfsmittel: Faszienrolle

	Übungen	Wiederholungen/ Belastungszeit	Pause in Sek.	Sätze	Intensität	Seite
1	Burpee	45 Sek.	20	3	3	122
2	Unterarmstütz mit Arm- und Beinheben	60 Sek.	20	3	3	127
3	Sumo-Kniebeuge	20 Wdh.	20	3	1	132
4	Einbeiniges Beckenheben mit Rolle	20 Wdh. im Wechsel	20	3	3	135
5	Spiderman-Liegestütz	10 Wdh. im Wechsel	20	3	3	124
6	Beine senken	10 Wdh.	20	3	3	141

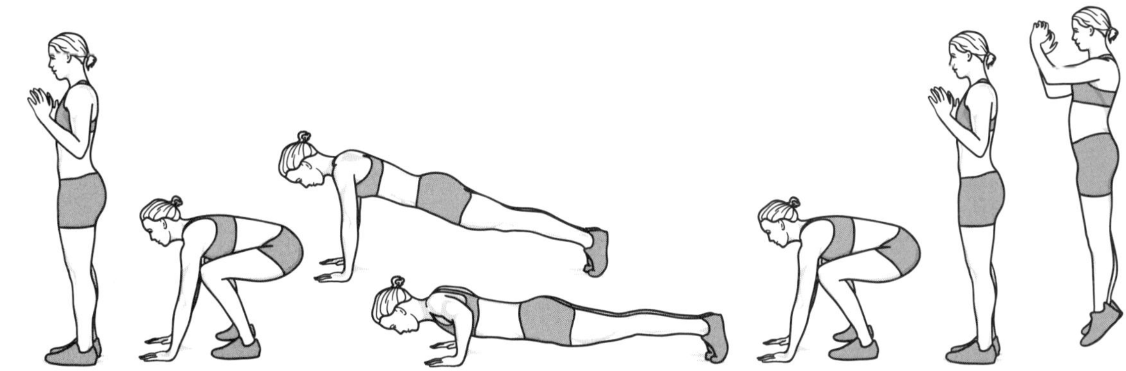

1 Burpee

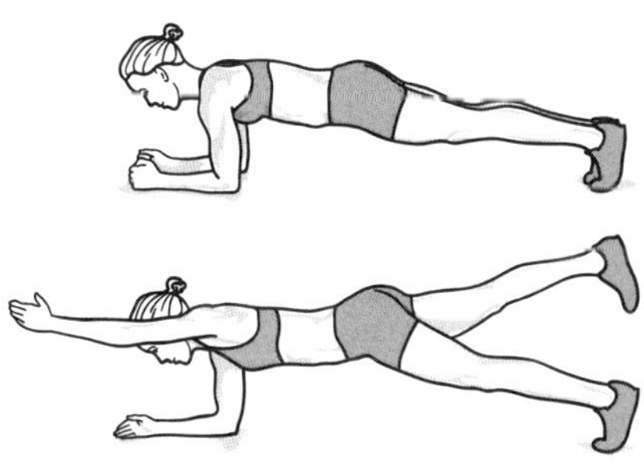

2 Unterarmstütz mit Arm- und Beinheben

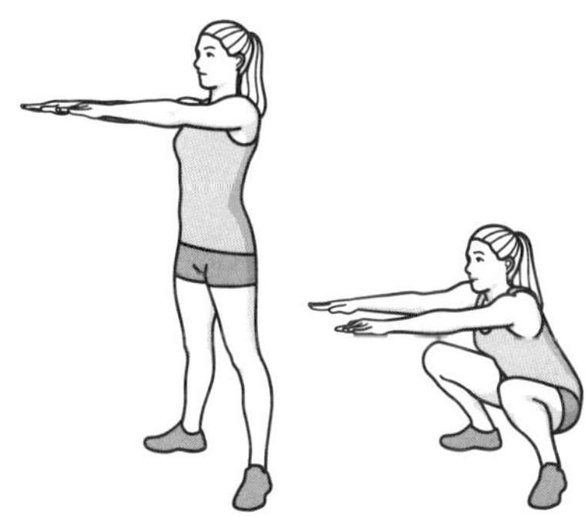

3 Sumo-Kniebeuge

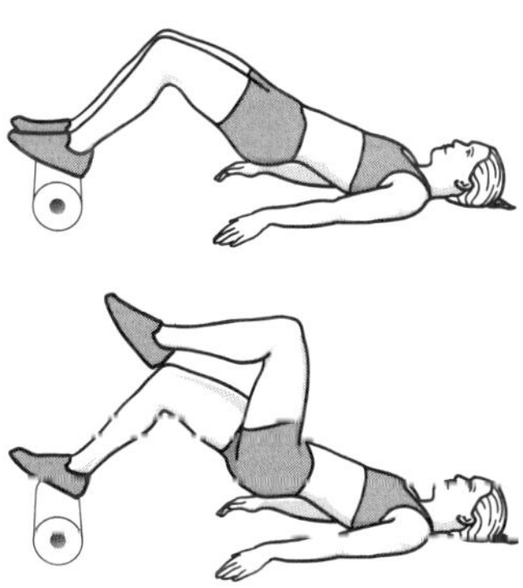

4 Einbeiniges Beckenheben mit Rolle

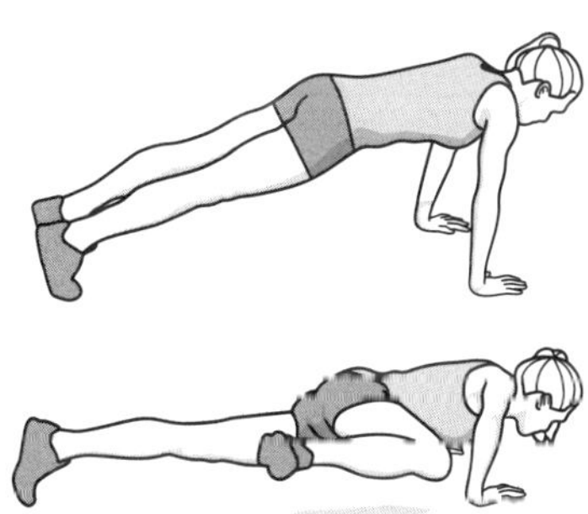

5 Spiderman-Liegestütz

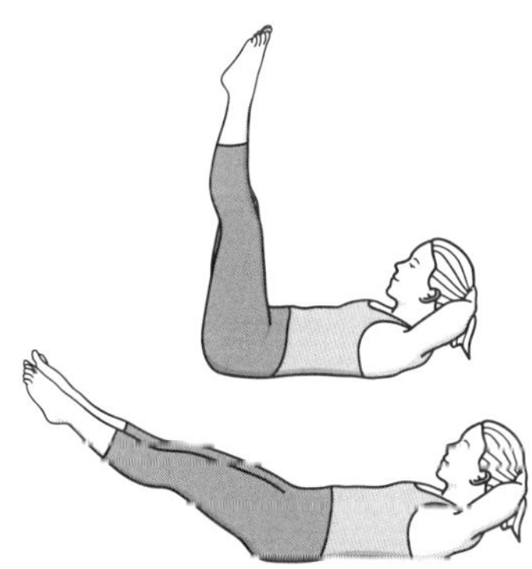

6 Beine senken

12 Ganzkörperworkout für Fortgeschrittene 2

1 2 **3**

Trainingsdauer: 25 Minuten
Benötigte Hilfsmittel: Sprungseil, Klimmzugstange, Handtuch

	Übungen	Wiederholungen/ Belastungszeit	Pause in Sek.	Sätze	Intensität	Seite
1	Seilspringen	120 Sek.	20	3	2	120
2	Kniebeugensprung	60 Sek.	20	3	2	122
3	Hängendes Klappmesser	10 Wdh.	20	3	3	131
4	Seitstütz mit Crunch	10 Wdh. pro Seite	20	3	3	129
5	Gleitender seitlicher Ausfallschritt	10 Wdh. pro Seite	20	3	2	133
6	Liegestütz	10 Wdh.	20	3	2	124

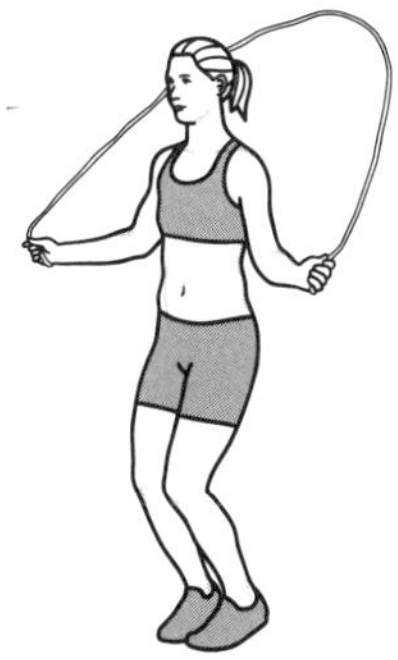

1 Seilspringen

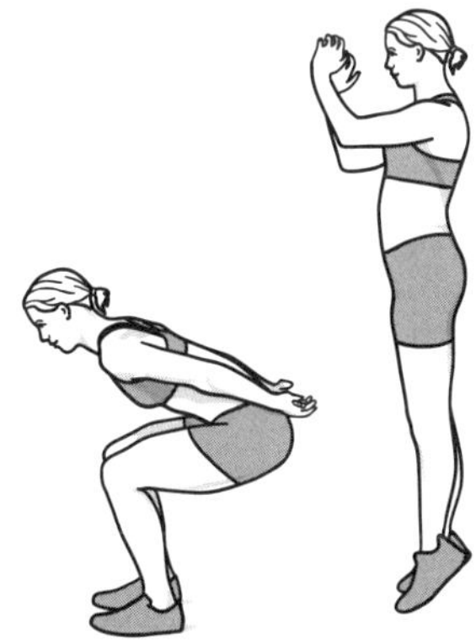

2 Kniebeugensprung

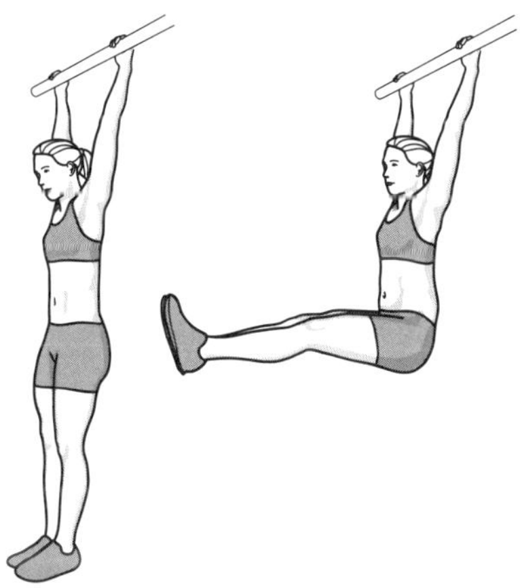

3 Hängendes Klappmesser

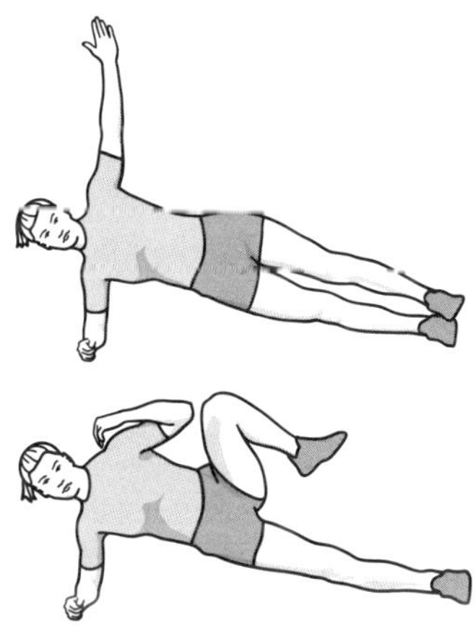

4 Seitstütz mit Crunch

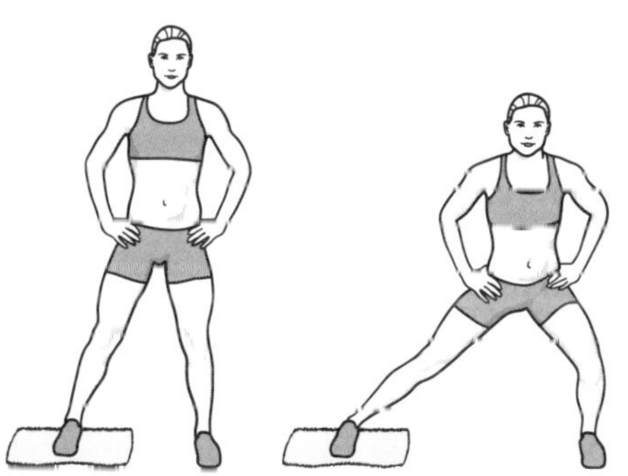

5 Gleitender seitlicher Ausfallschritt

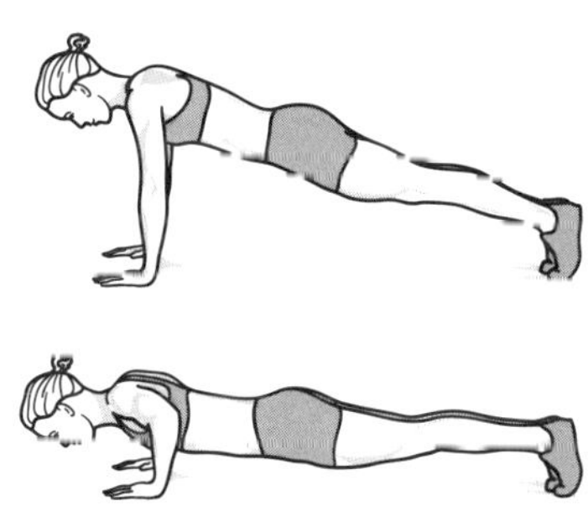

6 Liegestütz

13 Ganzkörperworkout für Fortgeschrittene 3

1 2 **3**

Trainingsdauer: 35 Minuten
Benötigtes Hilfsmittel: Faszienrolle

	Übungen	Wiederholungen/ Belastungszeit	Pause in Sek.	Sätze	Intensität	Seite
1	Seitlicher Wechsel-sprung	60 Sek.	20	3	1	121
2	Bergsteiger	60 Sek.	20	3	3	123
3	Einbeiniges Becken-heben mit Rolle	20 Wdh. im Wechsel	20	3	3	135
4	Wagenrad	10 Wdh.	20	3	3	141
5	Käfer	20 Wdh. im Wechsel	20	3	3	140
6	Unterarmstütz mit Seitcrunch	10 Wdh. im Wechsel	20	3	3	128
7	Dynamischer Seitstütz	15 Wdh. je Seite	20	3	2	129
8	Umgedrehtes V – Planke	10 Wdh.	20	3	2	136

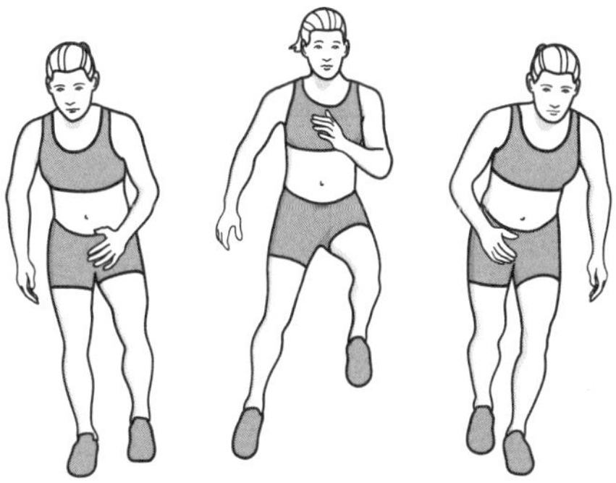

1 Seitlicher Wechselsprung

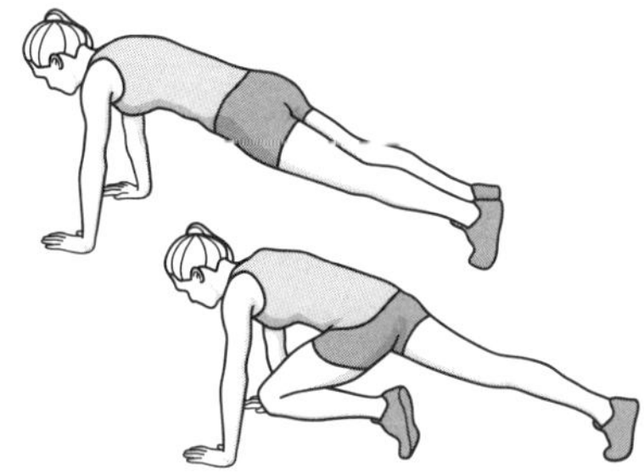

2 Bergsteiger

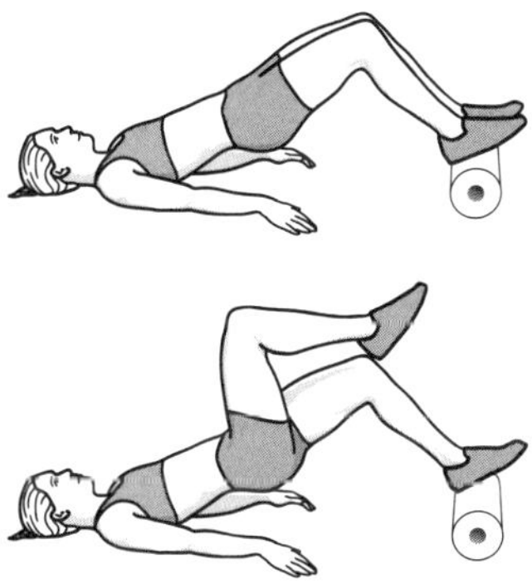

3 Einbeiniges Beckenheben mit Rolle

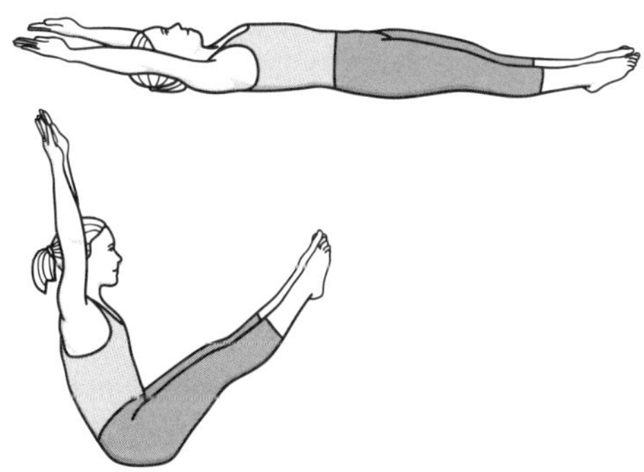

4 Wagenrad

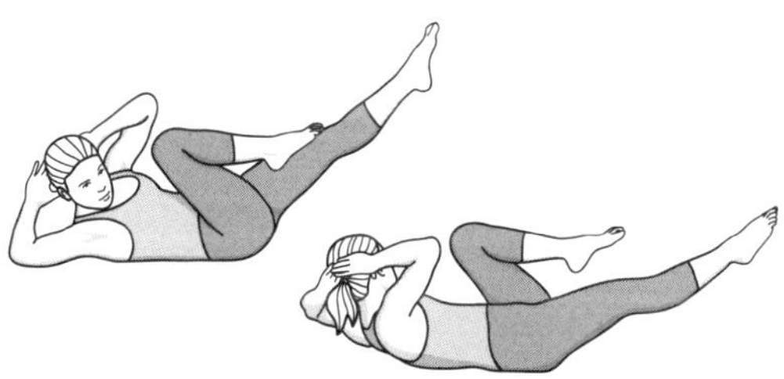

5 Käfer

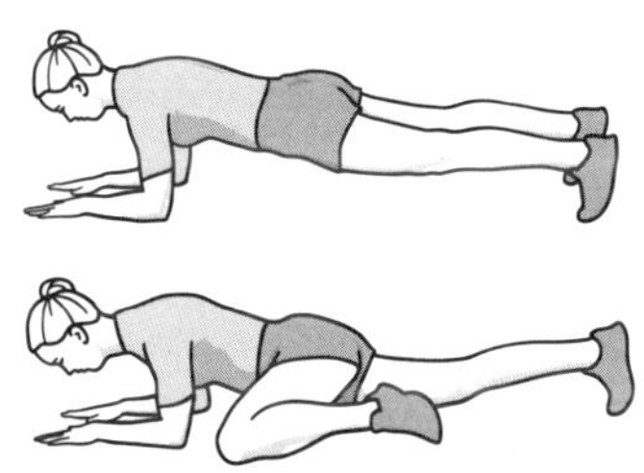

6 Unterarmstütz mit Seitcrunch

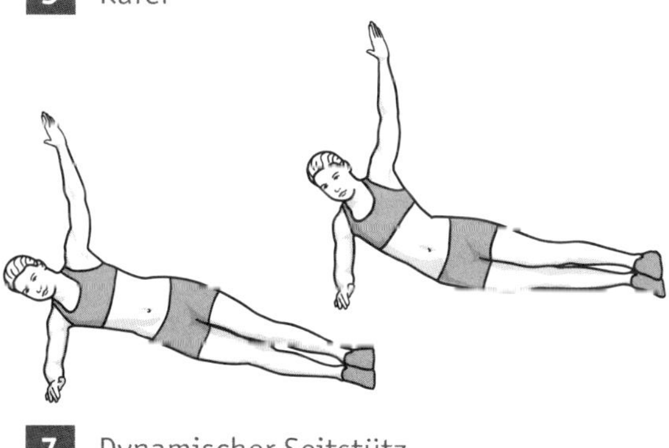

7 Dynamischer Seitstütz

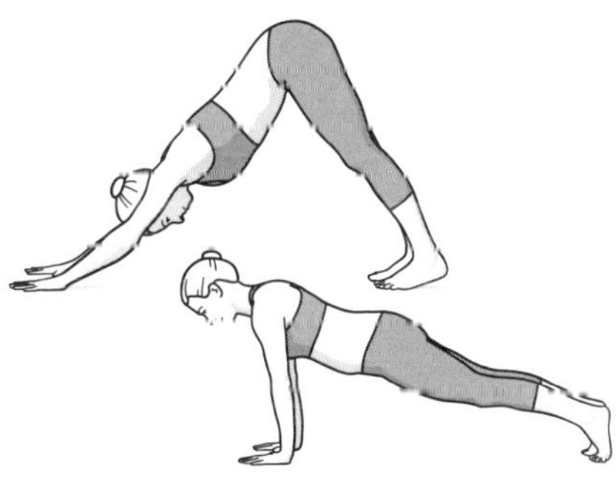

8 Umgedrehtes V – Planke

14 Ganzkörperworkout für Fortgeschrittene 4

1 2 **3**

Trainingsdauer: 35 Minuten
Benötigtes Hilfsmittel: Faszienrolle

	Übungen	Wiederholungen/ Belastungszeit	Pause in Sek.	Sätze	Intensität	Seite
1	Hampelmann	60 Sek.	20	3	2	121
2	Spiderman-Liegestütz	10 Wdh. im Wechsel	20	3	3	124
3	Kniebeugensprung	60 Sek.	20	3	2	122
4	Gedrehter Seitstütz	10 Wdh. pro Seite	20	3	2	129
5	Wagenrad	10 Wdh.	20	3	3	141
6	Unterarmstütz mit Arm- und Beinheben	60 Sek.	20	3	3	127
7	Einbeiniges Beckenheben mit Rolle	20 Wdh. im Wechsel	20	3	3	135
8	Beinpendel mit gestreckten Beinen	20 Wdh. im Wechsel	20	3	2	131

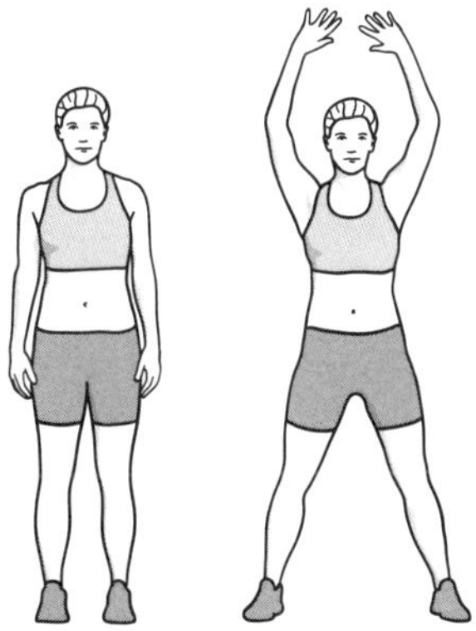

1 Hampelmann

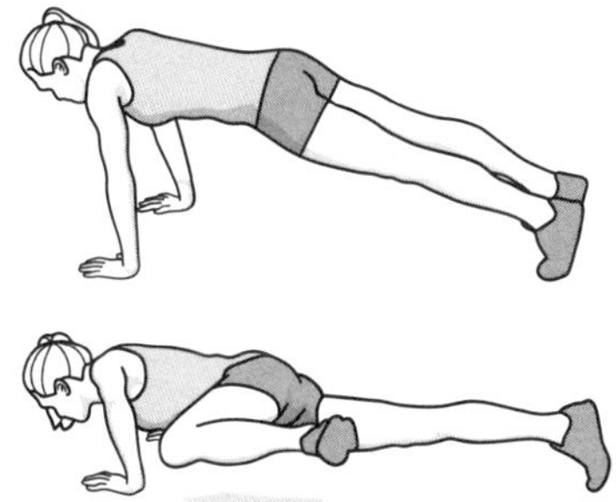

2 Spiderman-Liegestütz

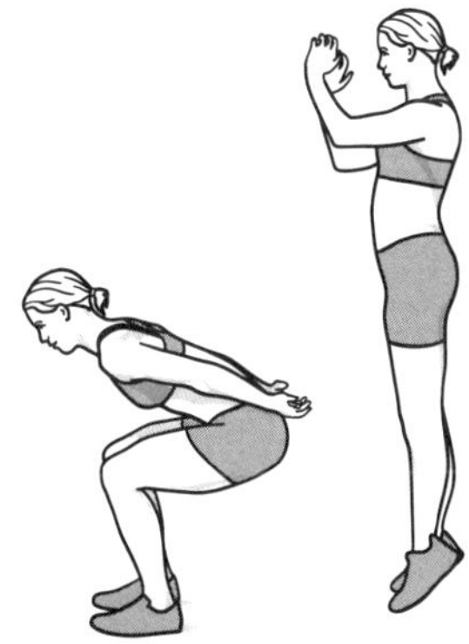

3 Kniebeugensprung

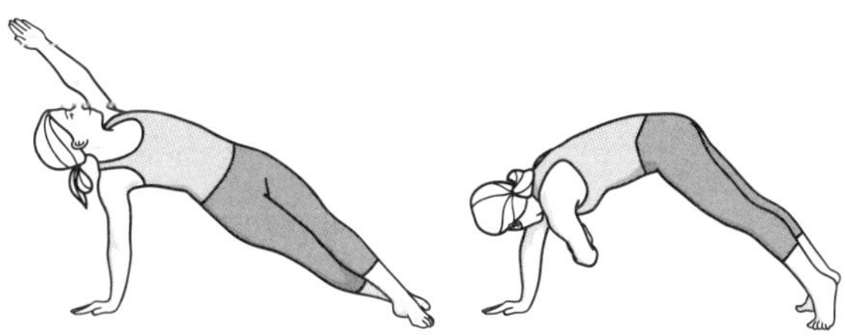

4 Gedrehter Seitstütz

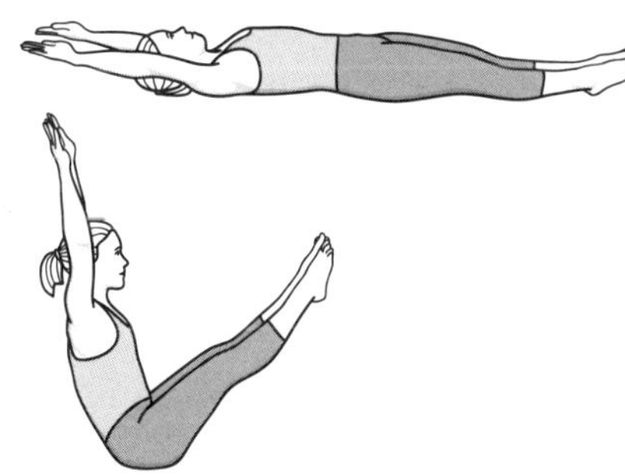

5 Wagenrad

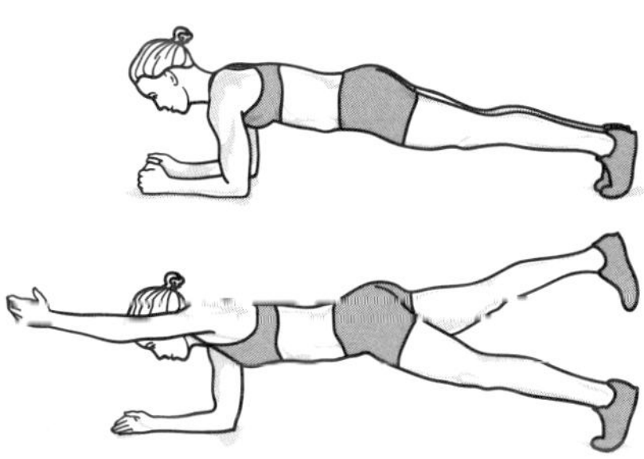

6 Unterarmstütz mit Arm- und Beinheben

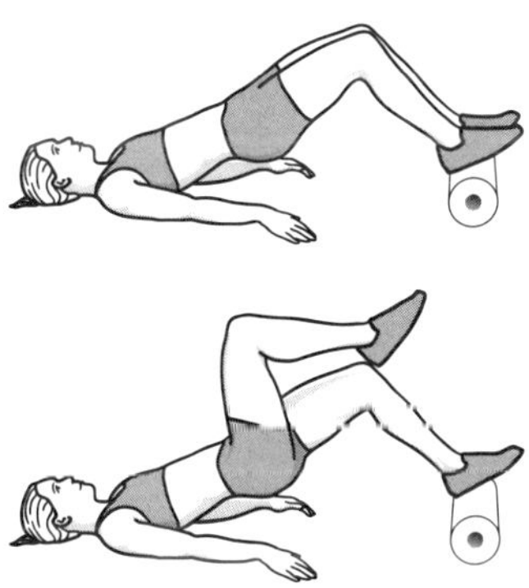

7 Einbeiniges Beckenheben mit Rolle

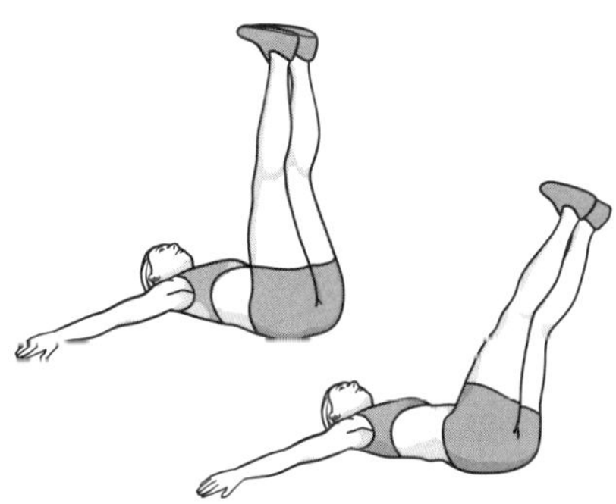

8 Beinpendel mit gestreckten Beinen

15 Ganzkörperworkout für Fortgeschrittene 5

1 2 **3**

Trainingsdauer: 45 Minuten
Benötigte Hilfsmittel: Sprungseil, Klimmzugstange, Handtuch

	Übungen	Wiederholungen/ Belastungszeit	Pause in Sek.	Sätze	Intensität	Seite
1	Seilspringen	60 Sek.	20	3	2	120
2	Burpee	60 Sek.	20	3	3	122
3	Hängendes Klappmesser	10 Wdh.	20	3	3	131
4	Seitstütz mit Crunch	10 Wdh. pro Seite	20	3	3	129
5	Ausfallschritt	10 Wdh. pro Seite	20	3	1	133
6	Gleitender seitlicher Ausfallschritt	10 Wdh. pro Seite	20	3	2	133
7	Umgedrehte Planke mit Beinheben	10 Wdh. im Wechsel	20	3	2	141
8	Bergsteiger	60 Sek.	20	3	3	123
9	Unterarmstütz	60 Sek.	20	3	2	127

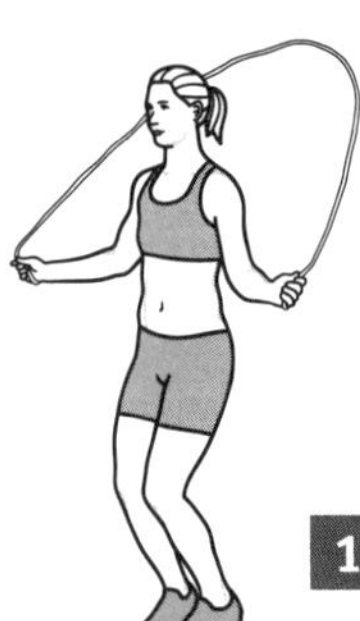

1 Seilspringen

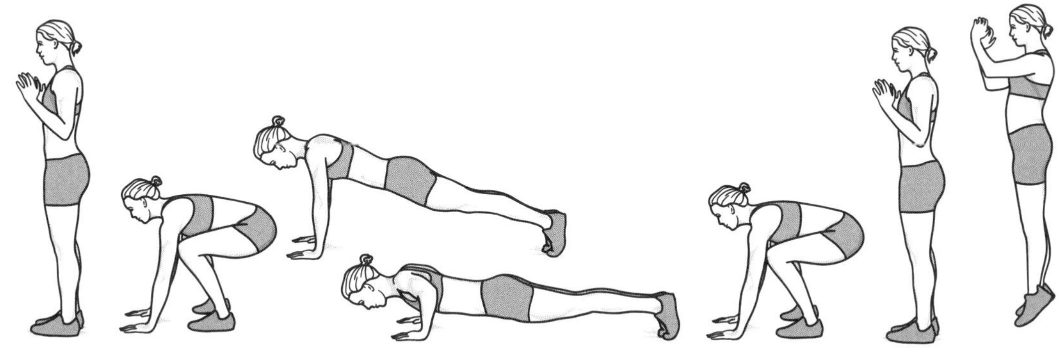

2 Burpee

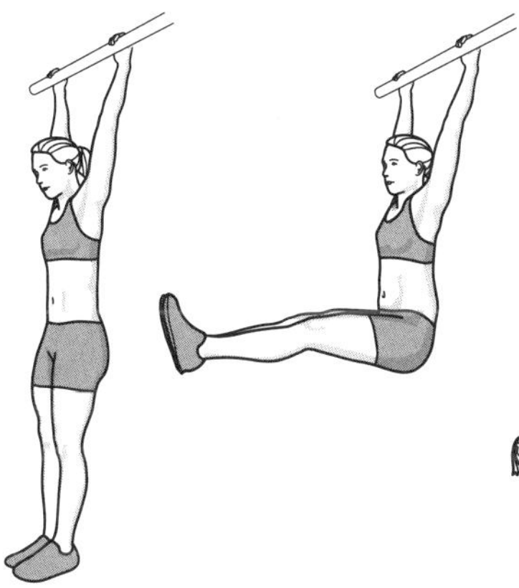

3 Hängendes Klappmesser

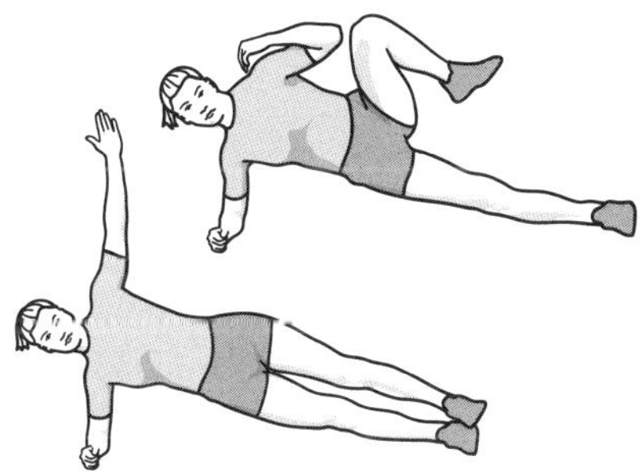

4 Seitstütz mit Crunch

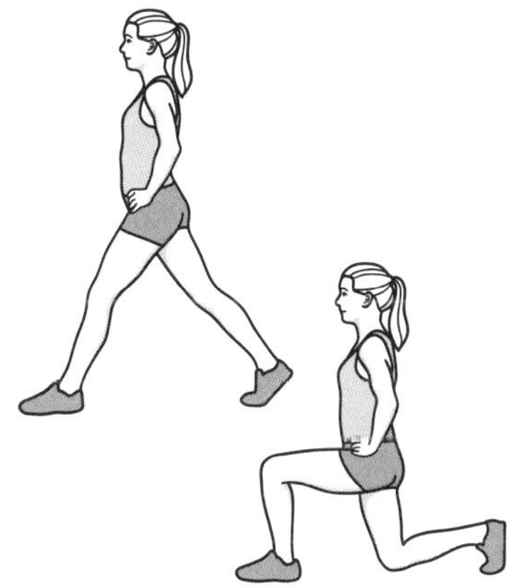

5 Ausfallschritt

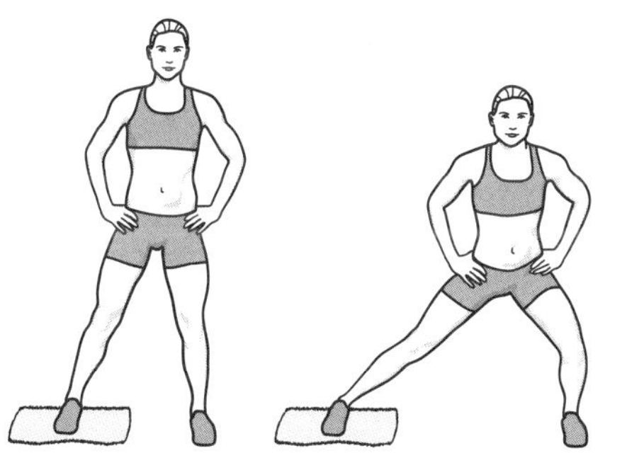

6 Gleitender seitlicher Ausfallschritt

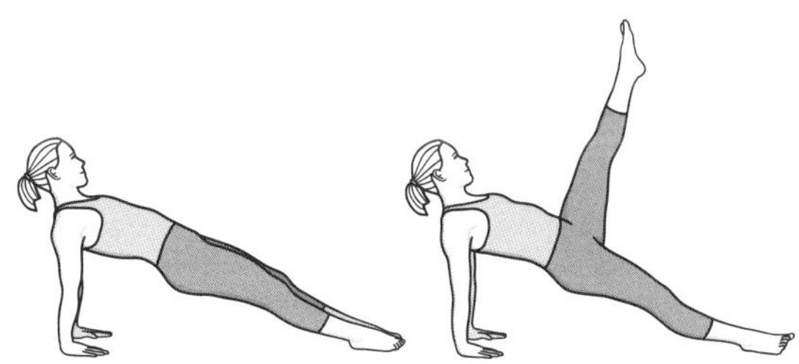

7 Umgedrehte Planke mit Beinheben

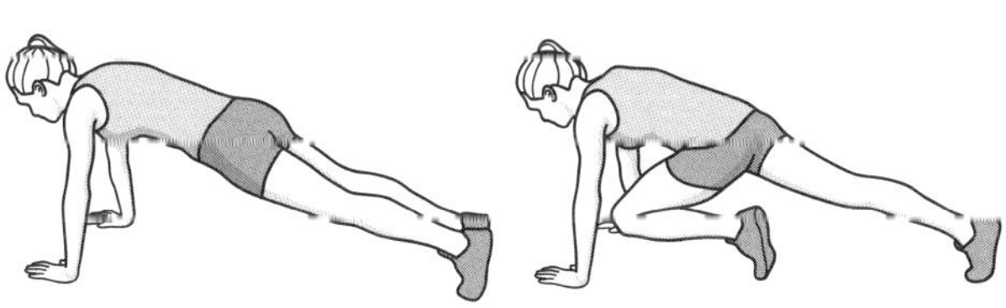

8 Bergsteiger

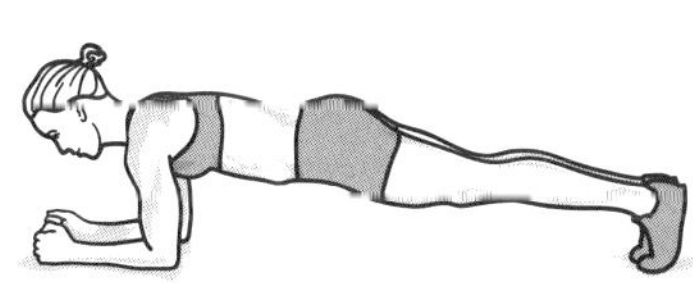

9 Unterarmstütz

16 Bauch intensiv für Einsteiger basic

1 2 3

Trainingsdauer: 20 Minuten

	Übungen	Wiederholungen/ Belastungszeit	Pause in Sek.	Sätze	Intensität	Seite
1	Vierfüßlerstand mit Crunch	10 Wdh. pro Seite	20	2	1	126
2	Unterarmstütz	30 Sek.	20	2	1	127
3	Crunch	15 Wdh.	20	2	1	130
4	Diagonaler Crunch	10 Wdh. pro Seite	20	2	1	130
5	Beinpendel mit gebeugten Beinen	10 Wdh. im Wechsel	20	2	1	131

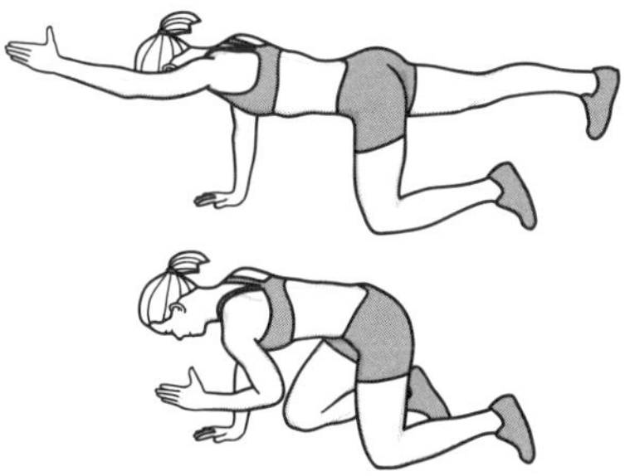

1 Vierfüßlerstand mit Crunch

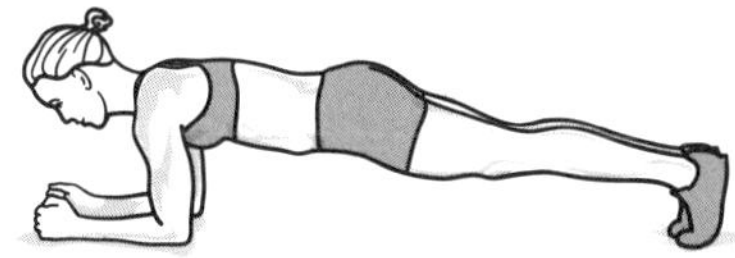

2 Unterarmstütz

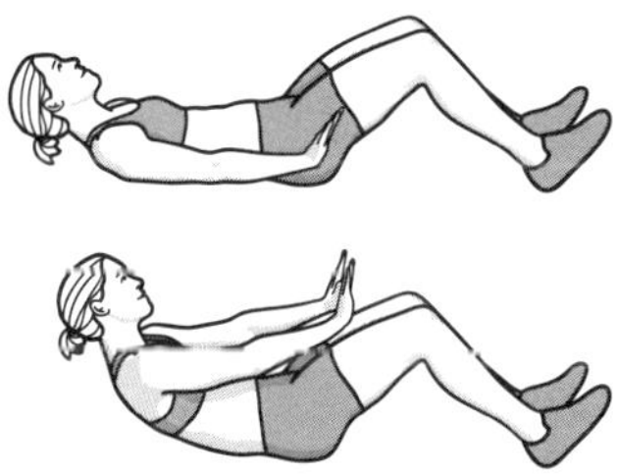

3 Crunch

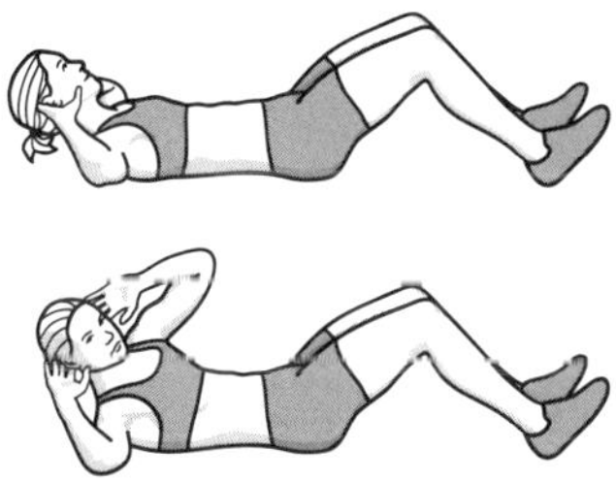

4 Diagonaler Crunch

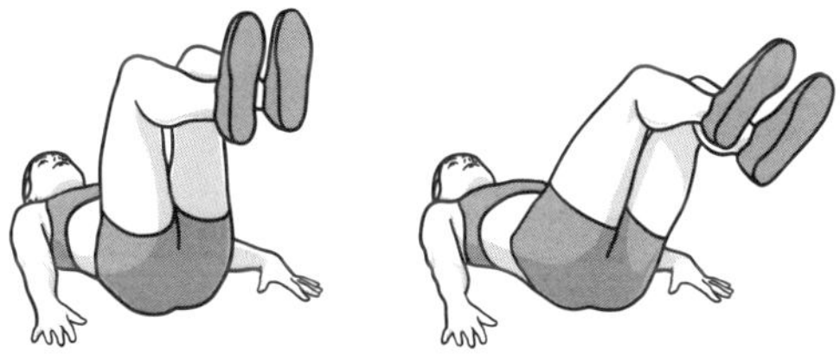

5 Beinpendel mit gebeugten Beinen

17 Bauch intensiv für Einsteiger maximum

1 2 3

Trainingsdauer: 45 Minuten
Benötigtes Hilfsmittel: Faszienrolle

	Übungen	Wiederholungen	Pause in Sek.	Sätze	Intensität	Seite
1	Knieheben	60 Sek.	20	2	1	120
2	Vierfüßlerstand mit Crunch	10 pro Seite	20	2	1	126
3	Vierfüßlerstand mit angehobenen Knien	45 Sek.	20	2	1	126
4	Crunch	10 Wdh.	20	2	1	130
5	Wechselseitiges Beinstrecken	10 Wdh. im Wechsel	20	2	1	130
6	Seitstütz mit angewinkelten Knien	30 Sek. pro Seite	20	2	1	128
7	Frontstütz mit Armheben auf Rolle	30 Sek.	20	2	1	126
8	Beinpendel mit gebeugten Beinen	10 Wdh. im Wechsel	20	2	1	131
9	Unterarmstütz	30 Sek.	20	2	1	127

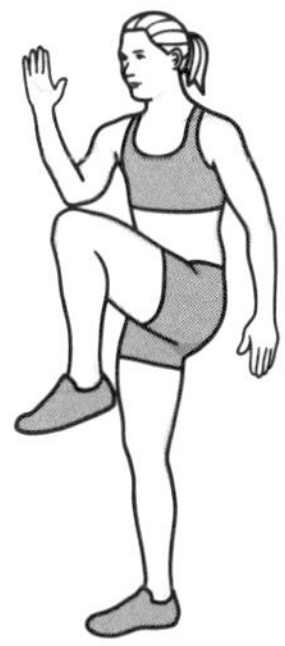

1 Knieheben

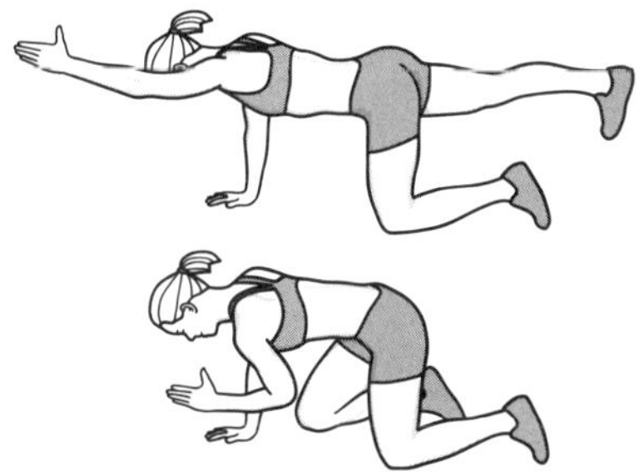

2 Vierfüßlerstand mit Crunch

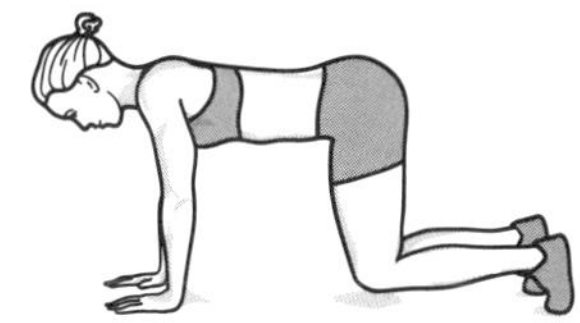

3 Vierfüßlerstand mit angehobenen Knien

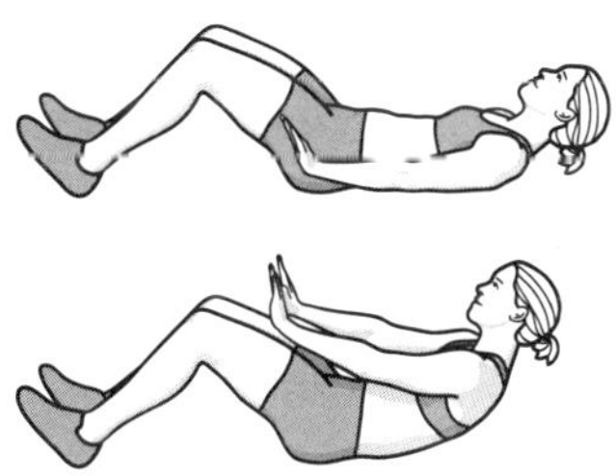

4 Crunch

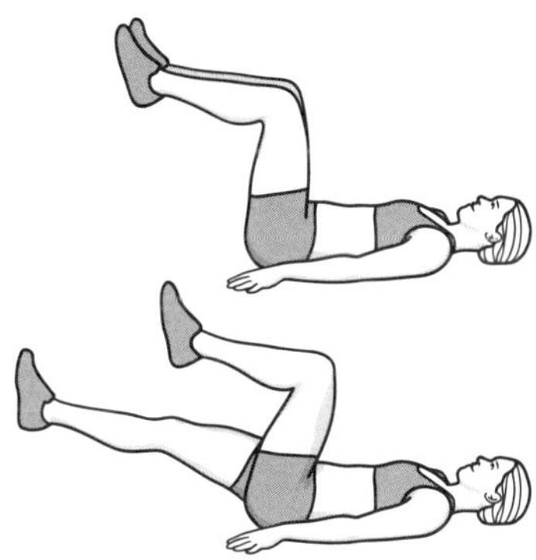

5 Wechselseitiges Beinstrecken

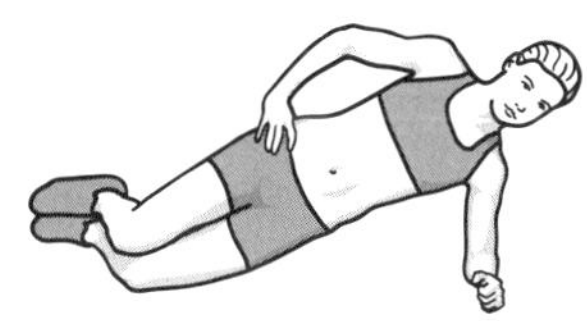

6 Seitstütz mit angewinkelten Knien

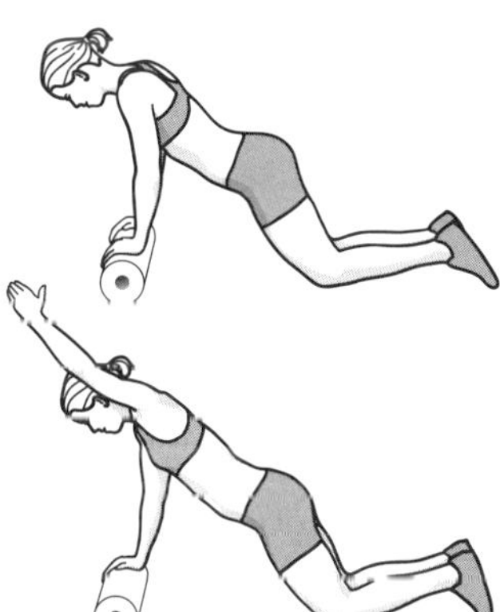

7 Frontstütz mit Armheben auf Rolle

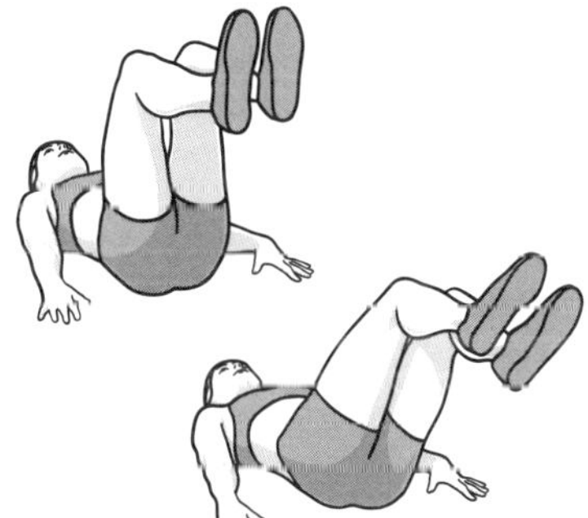

8 Beinpendel mit gebeugten Beinen

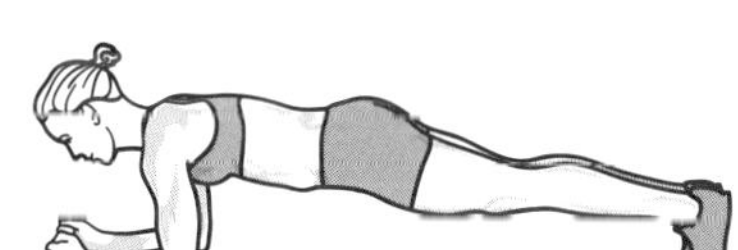

9 Unterarmstütz

18 Bauch intensiv für Trainingserfahrene basic

1 **2** 3

Trainingsdauer: 20 Minuten
Benötigtes Hilfsmittel: Faszienrolle

	Übungen	Wiederholungen/ Belastungszeit	Pause in Sek.	Sätze	Intensität	Seite
1	Dynamischer Seitstütz	10 Wdh. pro Seite	20	3	2	129
2	Unterarmstütz auf Rolle mit Beinheben	10 Wdh. im Wechsel	20	3	2	127
3	Die Hundert	100 Wdh.	20	3	2	140
4	Käfer	20 Wdh. im Wechsel	20	3	2	140

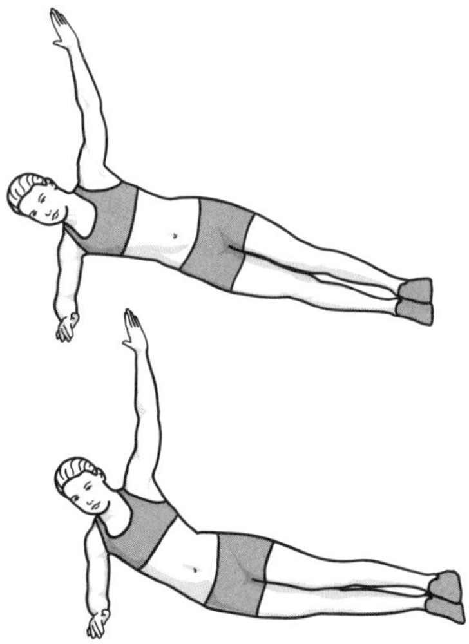

1 Dynamischer Seitstütz

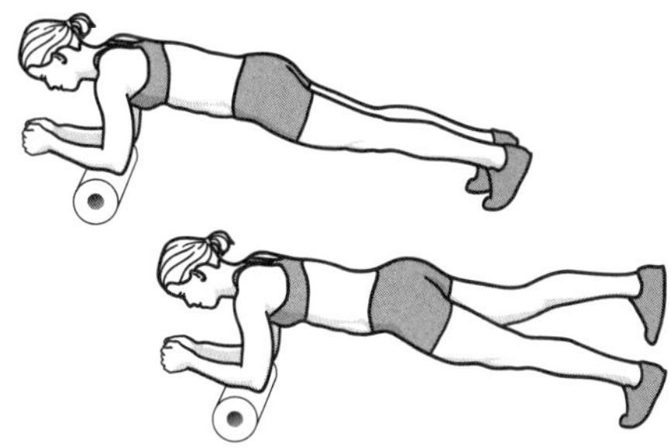

2 Unterarmstütz auf Rolle mit Beinheben

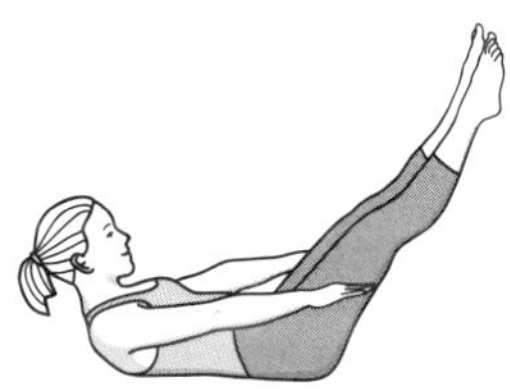

3 Die Hundert

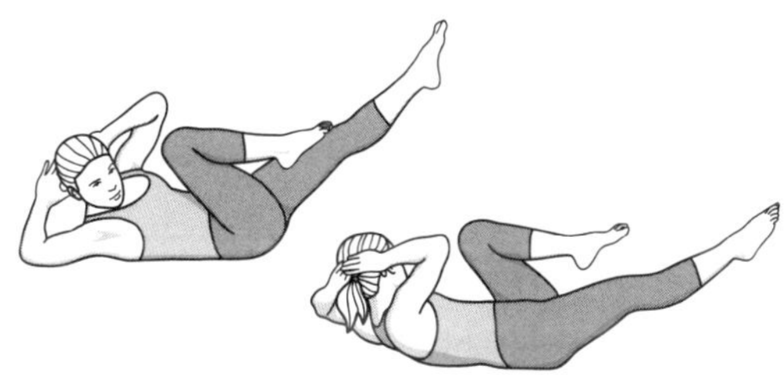

4 Käfer

19 Bauch intensiv für Trainingserfahrene maximum

1 **2** 3

Trainingsdauer: 45 Minuten
Benötigtes Hilfsmittel: stabile Kiste oder Box

	Übungen	Wiederholungen/ Belastungszeit	Pause in Sek.	Sätze	Intensität	Seite
1	Bergsteiger mit Erhöhung	45 Sek.	20	3	2	123
2	Dynamischer Seitstütz	10 Wdh. pro Seite	20	3	2	129
3	Wechselseitiges Beinstrecken	20 Wdh. im Wechsel	20	3	1	130
4	Die Hundert	100 Wdh.	20	3	2	140
5	Gedrehter Seitstütz	10 Wdh. pro Seite	20	3	2	129
6	Beinpendel mit gestreckten Beinen	10 Wdh. im Wechsel	20	3	2	131
7	Boot	45 Sek.	20	3	2	139
8	Tor	10 Wdh. pro Seite	20	3	2	142

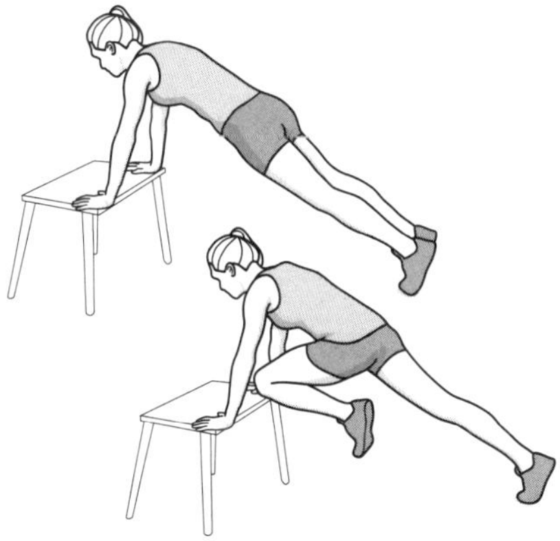

1 Bergsteiger mit Erhöhung

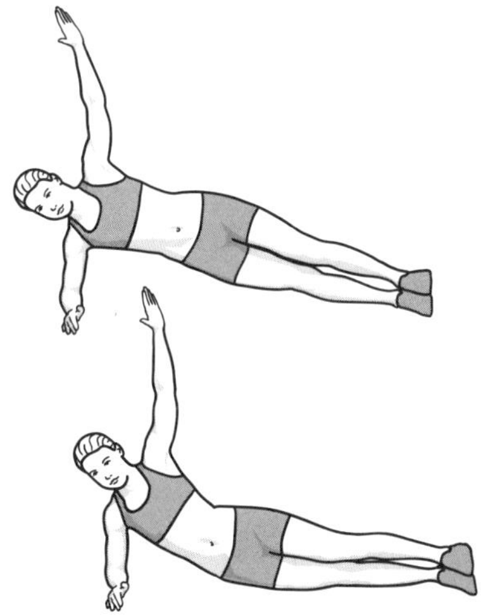

2 Dynamischer Seitstütz

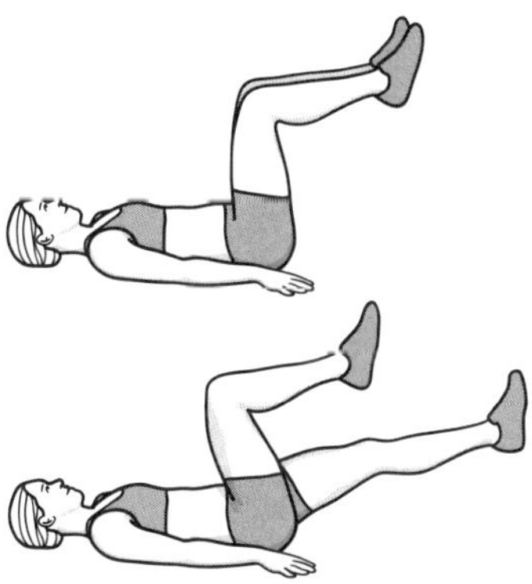

3 Wechselseitiges Beinstrecken

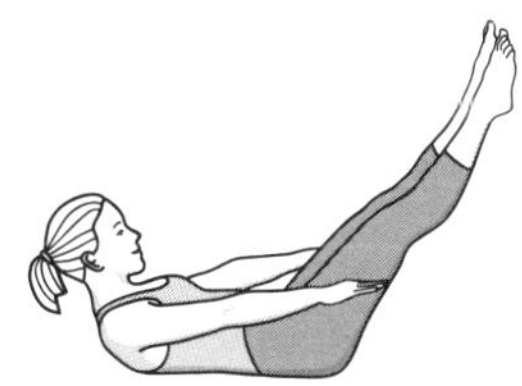

4 Die Hundert

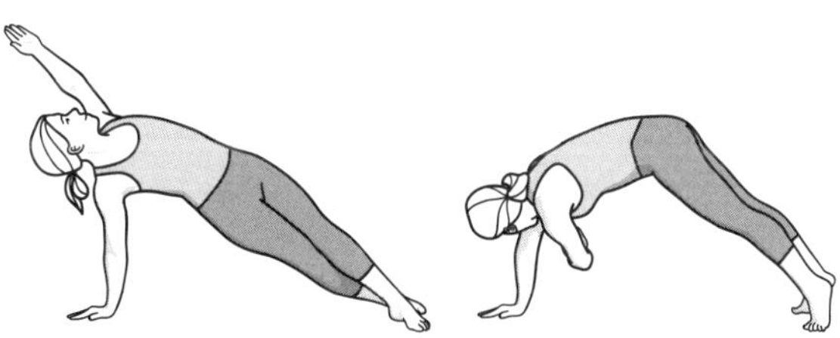

5 Gedrehter Seitstütz

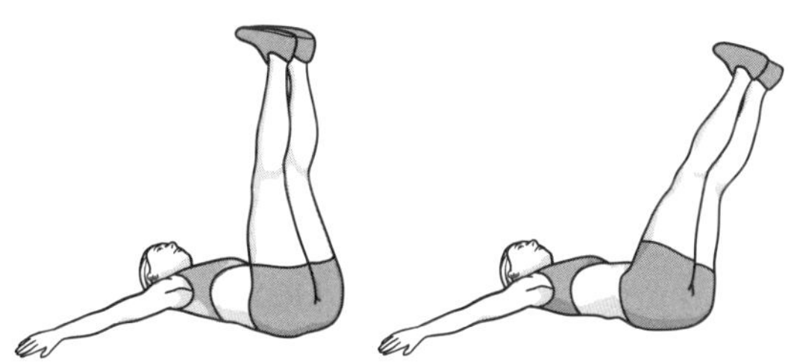

6 Beinpendel mit gestreckten Beinen

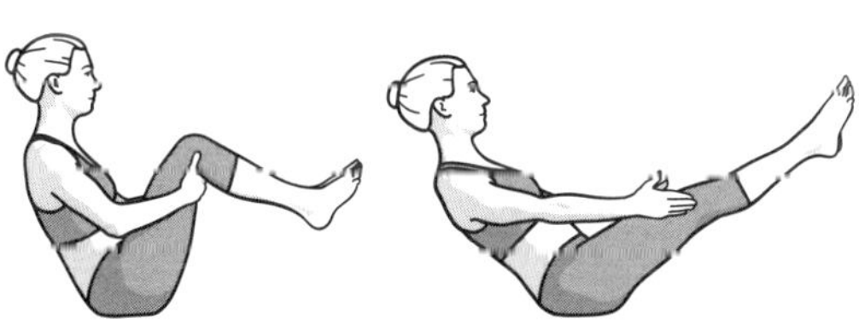

7 Boot

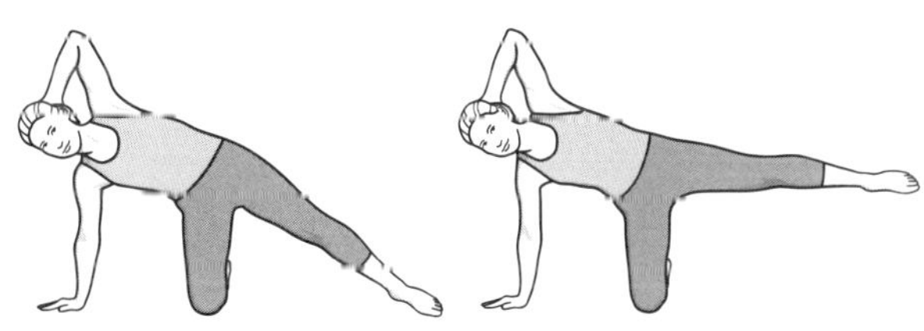

8 Tor

20 Bauch intensiv für Fortgeschrittene basic

1 2 **3**

Trainingsdauer: 20 Minuten

	Übungen	Wiederholungen/ Belastungszeit	Pause in Sek.	Sätze	Intensität	Seite
1	Unterarmstütz mit Seitcrunch	20 Wdh. im Wechsel	20	3	3	128
2	Wagenrad	10 Wdh.	20	3	3	141
3	Seitstütz mit Crunch	15 Wdh. pro Seite	20	3	3	129
4	Beine senken	10 Wdh.	20	3	3	141

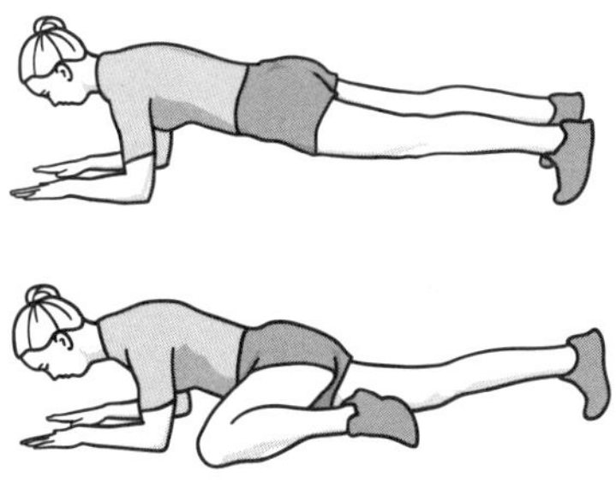

1 Unterarmstütz mit Seitcrunch

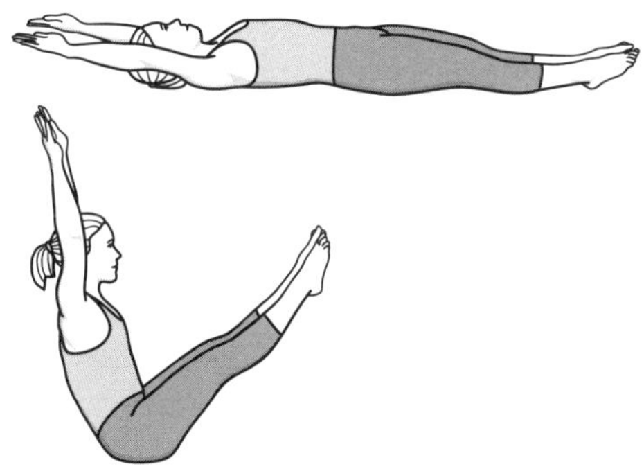

2 Wagenrad

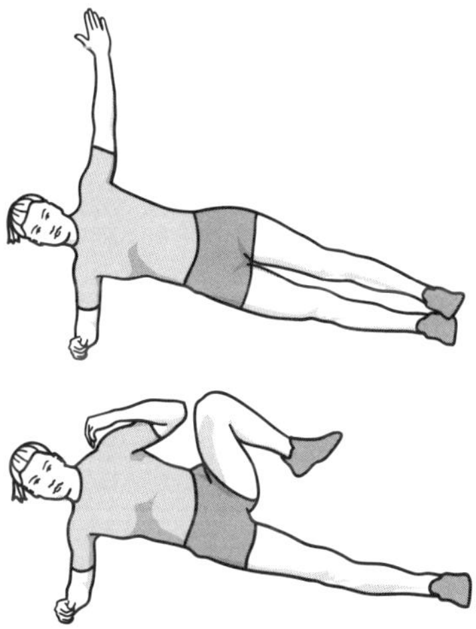

3 Seitstütz mit Crunch

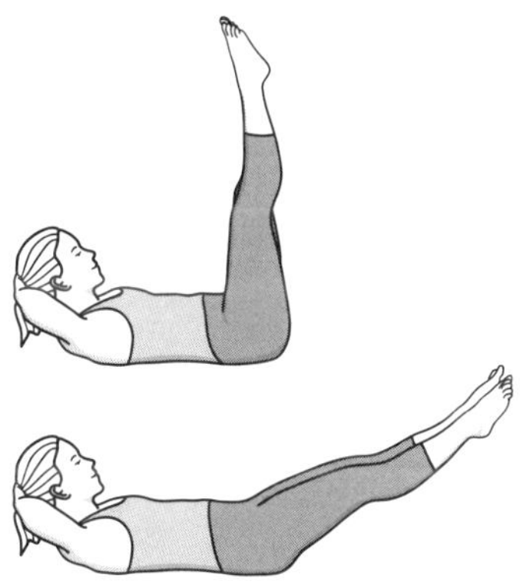

4 Beine senken

21 Bauch intensiv für Fortgeschrittene maximum

1 2 **3**

Trainingsdauer: 45 Minuten
Benötigtes Hilfsmittel: Klimmzugstange

	Übungen	Wiederholungen/ Belastungszeit	Pause in Sek.	Sätze	Intensität	Seite
1	Bergsteiger	45 Sek.	20	3	3	123
2	Hängendes Klappmesser	10 Wdh.	20	3	3	131
3	Unterarmstütz mit Arm- und Beinheben	20 Wdh. im Wechsel	20	3	3	127
4	Die Hundert	100 Wdh.	20	3	2	140
5	Käfer	30 Wdh. im Wechsel	20	3	2	140
6	Beine senken	10 Wdh.	20	3	3	141
7	Wandern im Stütz	45 Sek.	20	3	3	128
8	Gedrehter Seitstütz	10 Wdh. pro Seite	20	3	3	129

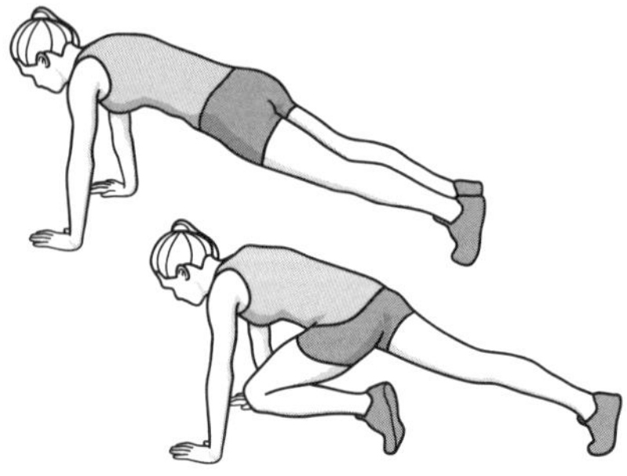

1 Bergsteiger

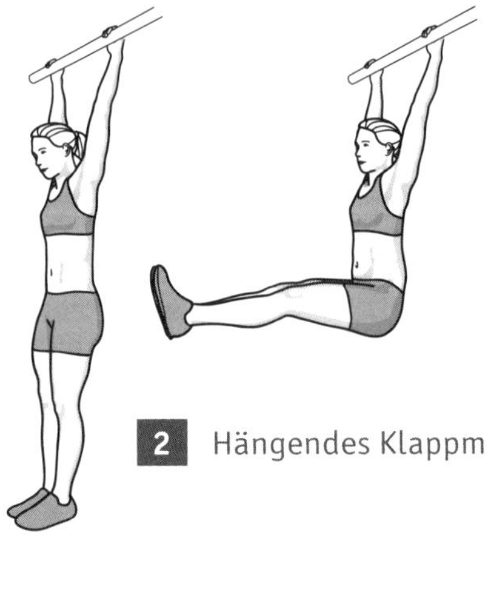

2 Hängendes Klappmesser

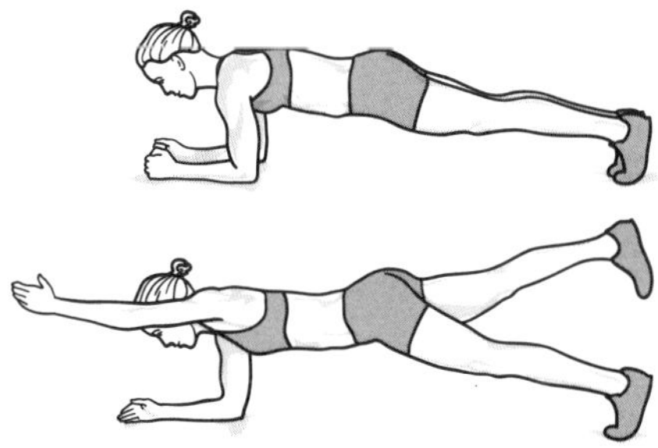

3 Unterarmstütz mit Arm- und Beinheben

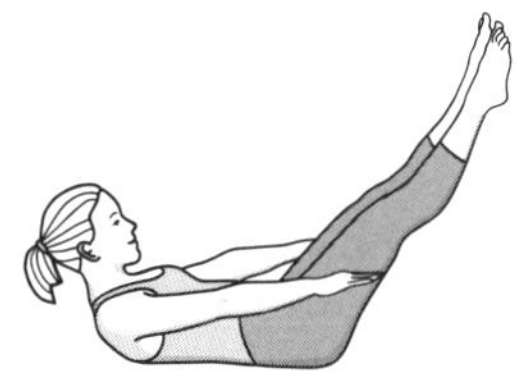

4 Die Hundert

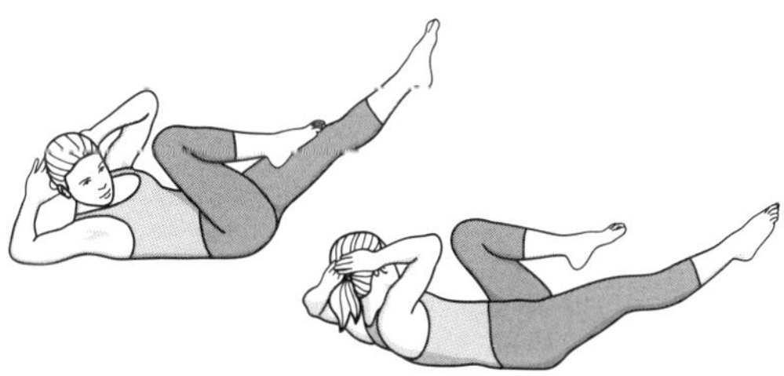

5 Käfer

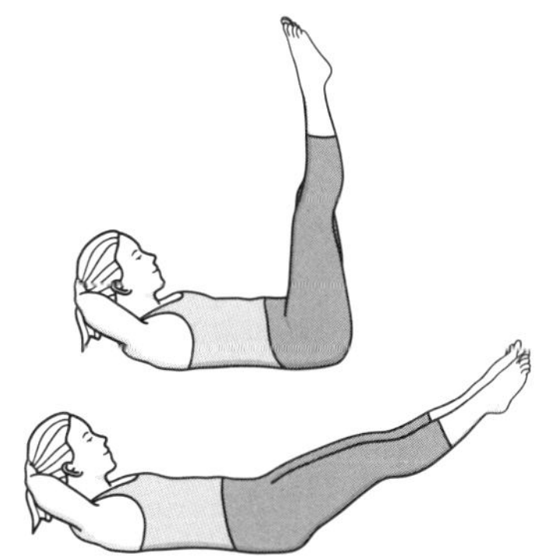

6 Beine senken

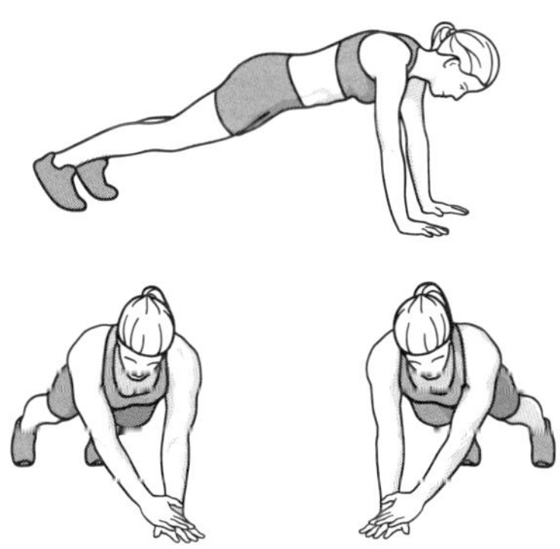

7 Wandern im Stütz

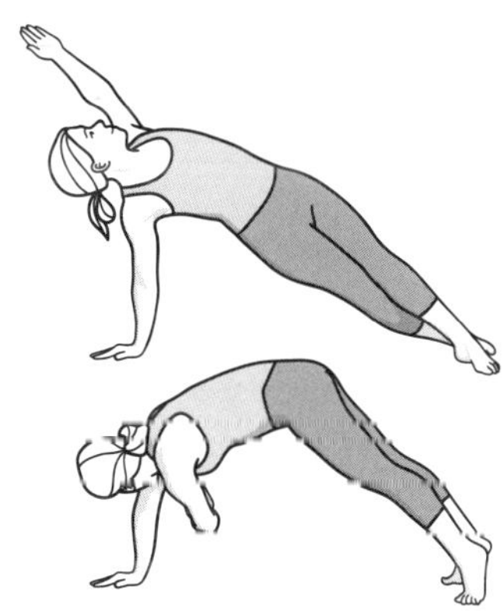

8 Gedrehter Seitstütz

22 Po intensiv für Einsteiger basic

Trainingsdauer: 20 Minuten

❶ ② ③

	Übungen	Wiederholungen/ Belastungszeit	Pause in Sek.	Sätze	Intensität	Seite
1	Kniebeuge	15 Wdh.	20	2	1	132
2	Ausfallschritt	10 Wdh. pro Seite	20	2	1	133
3	Kickback	10 Wdh. pro Seite	20	2	1	134
4	Beckenheben	15 Wdh.	20	2	1	134

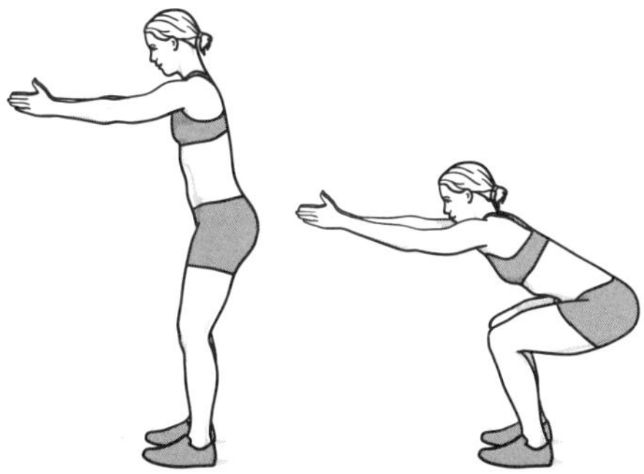

1 Kniebeuge

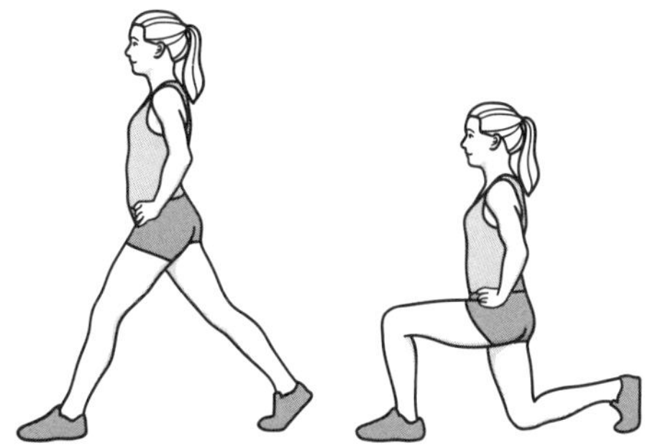

2 Ausfallschritt

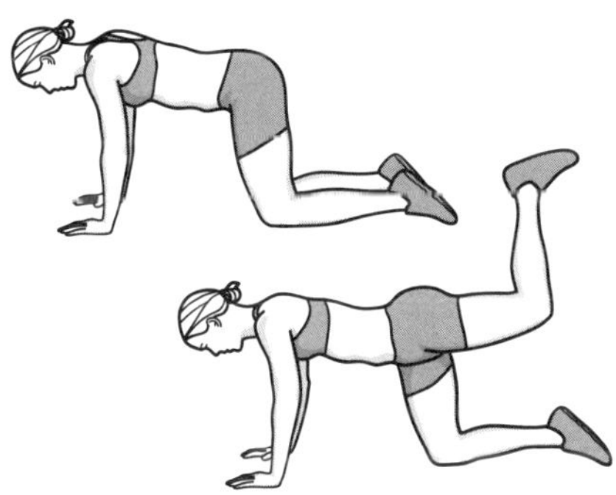

3 Kickback

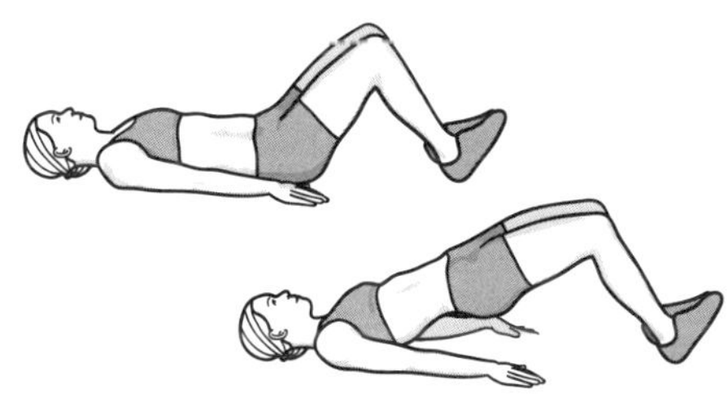

4 Beckenheben

23 Po intensiv für Einsteiger maximum

1 2 3

Trainingsdauer: 35 Minuten

	Übungen	Wiederholungen/ Belastungszeit	Pause in Sek.	Sätze	Intensität	Seite
1	Wechselsprung	30 Sek.	20	2	1	121
2	Wandsitzen	30 Sek.	20	2	1	132
3	Ausfallschritt	10 Wdh. pro Seite	20	2	1	133
4	Sumo-Kniebeuge	15 Wdh.	20	2	1	132
5	Adduktion aus der Seitenlage	15 Wdh. pro Seite	20	2	1	142
6	Abduktion aus der Seitenlage	15 Wdh. pro Seite	20	2	1	142
7	Beckenheben	15 Wdh.	20	2	1	134
8	Paddeln in Bauchlage	30 Sek.	20	2	1	123

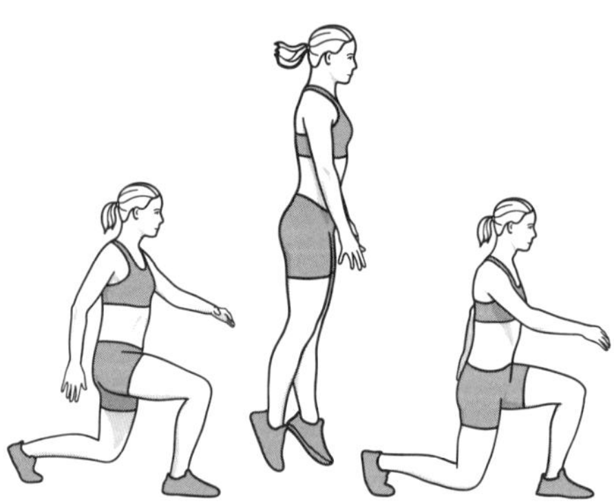

1 Wechselsprung

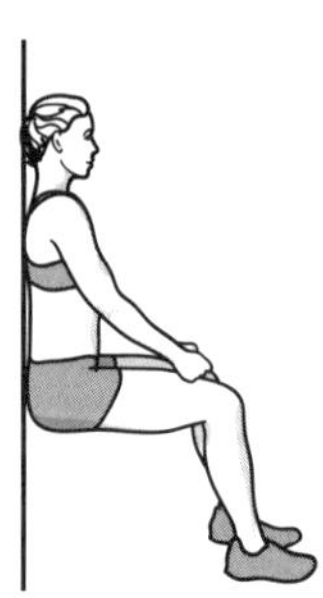

2 Wandsitzen

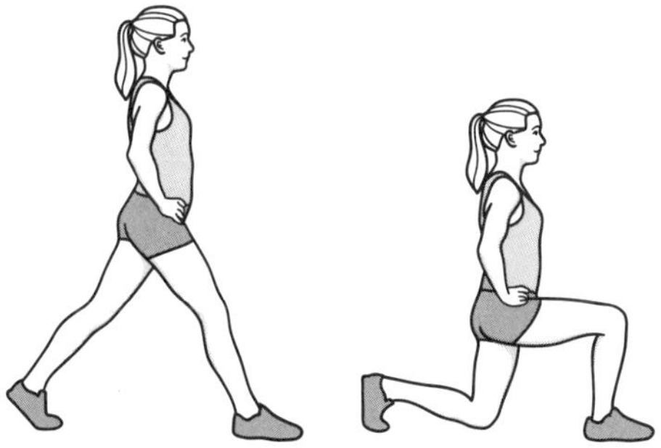

3 Ausfallschritt

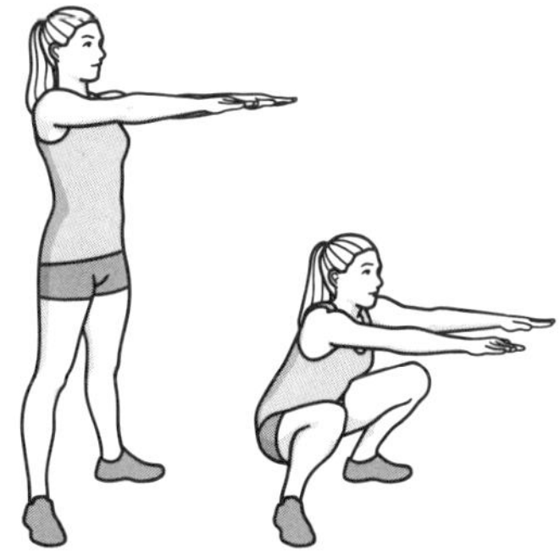

4 Sumo-Kniebeuge

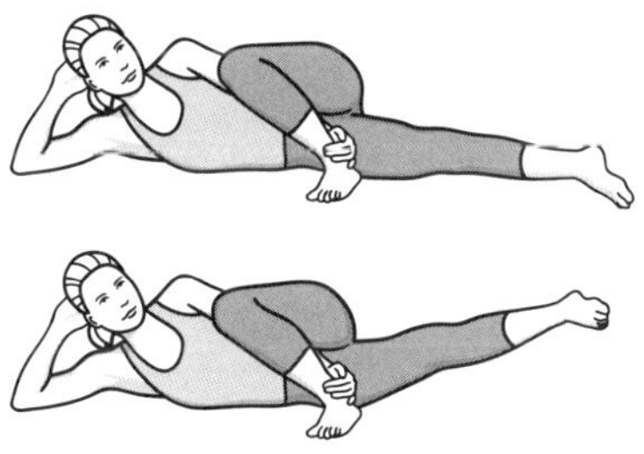

5 Adduktion aus der Seitenlage

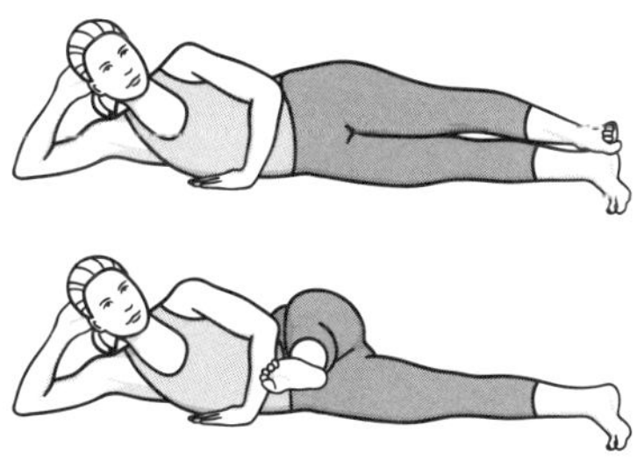

6 Abduktion aus der Seitenlage

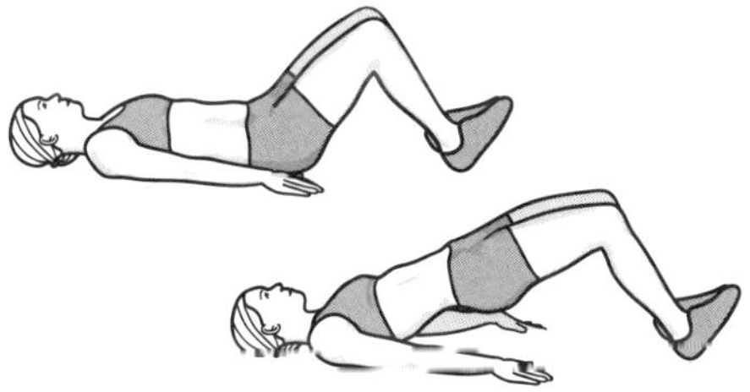

7 Beckenheben

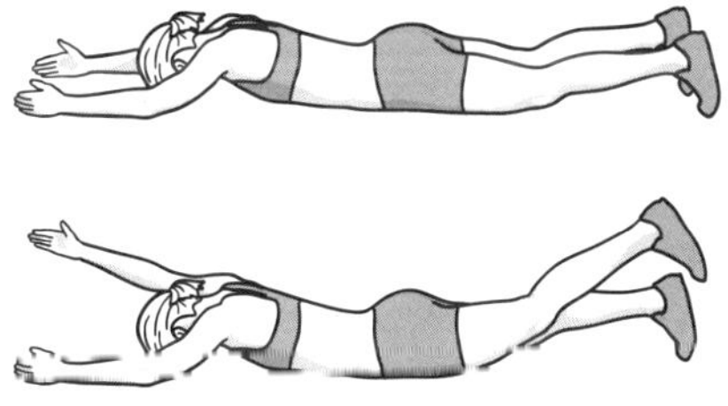

8 Paddeln in Bauchlage

24 Po intensiv für Trainingserfahrene basic

1 **2** 3

Trainingsdauer: 20 Minuten
Benötigte Hilfsmittel: Handtuch, Faszienrolle

	Übungen	Wiederholungen/ Belastungszeit	Pause in Sek.	Sätze	Intensität	Seite
1	Kniebeugensprung	30 Sek.	20	3	2	122
2	Gleitender Ausfallschritt	10 Wdh. pro Seite	20	3	2	133
3	Gleitender seitlicher Ausfallschritt	10 Wdh. pro Seite	20	3	2	133
4	Beckenheben mit Füßen auf Rolle	15 Wdh.	20	3	2	134

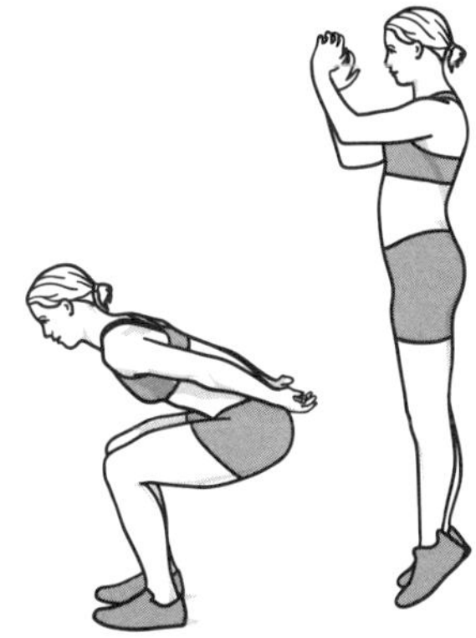

1 Kniebeugensprung

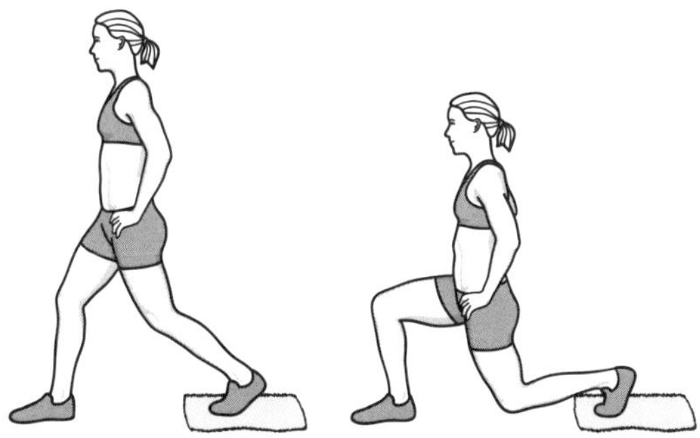

2 Gleitender Ausfallschritt

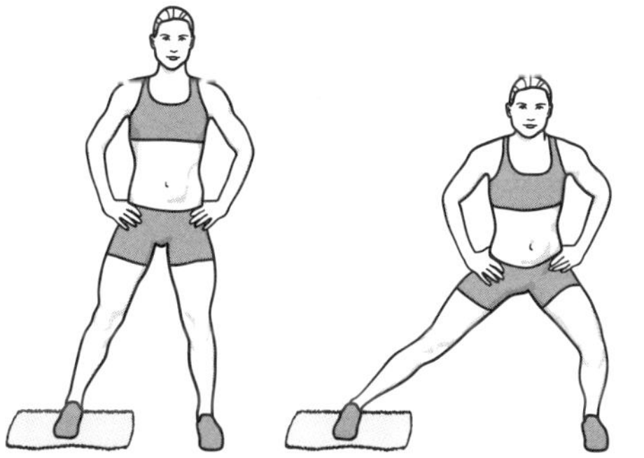

3 Gleitender seitlicher Ausfallschritt

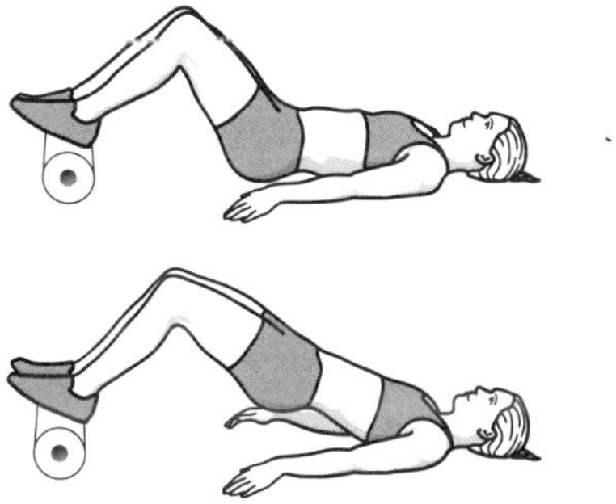

4 Beckenheben mit Füßen auf Rolle

25 Po intensiv für Trainingserfahrene maximum

1 **2** 3

Trainingsdauer: 40 Minuten
Benötigte Hilfsmittel: Handtuch, Faszienrolle

	Übungen	Wiederholungen/ Belastungszeit	Pause in Sek.	Sätze	Intensität	Seite
1	Kniebeugensprung	30 Sek.	20	3	2	122
2	Wandsitzen	30 Sek.	20	3	1	132
3	Seitlicher Wechselsprung	30 Sek.	20	3	1	121
4	Wechselsprung	30 Sek.	20	3	1	121
5	Gleitender Ausfallschritt	10 Wdh. pro Seite	20	3	2	133
6	Gleitender seitlicher Ausfallschritt	10 Wdh. pro Seite	20	3	2	133
7	Beckenheben mit Füßen auf Rolle	15 Wdh.	20	3	2	134
8	Tor	10 Wdh. pro Seite	20	3	2	142
9	Kraftvoller Krieger	10 Wdh. pro Seite	20	3	1	137

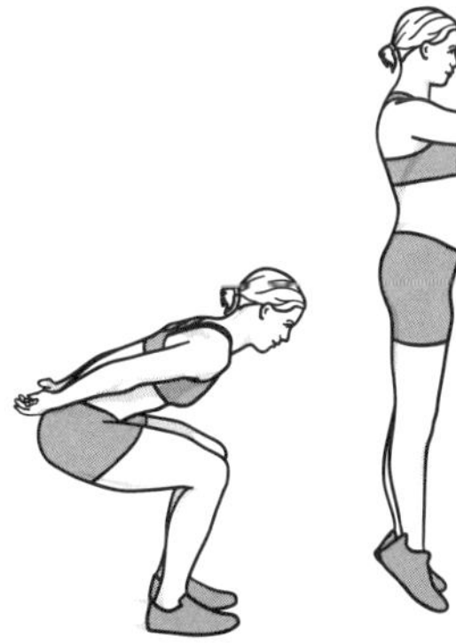

1 Kniebeugensprung

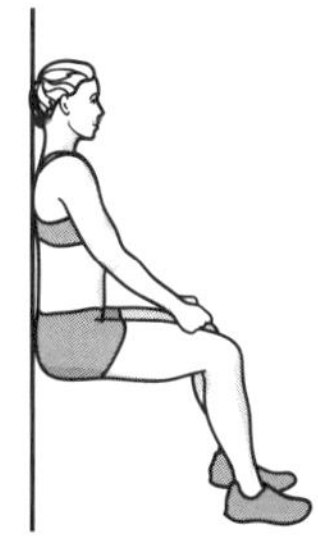

2 Wandsitzen

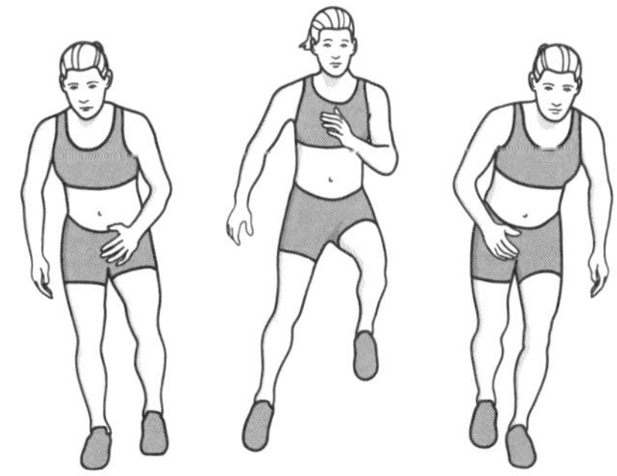

3 Seitlicher Wechselsprung

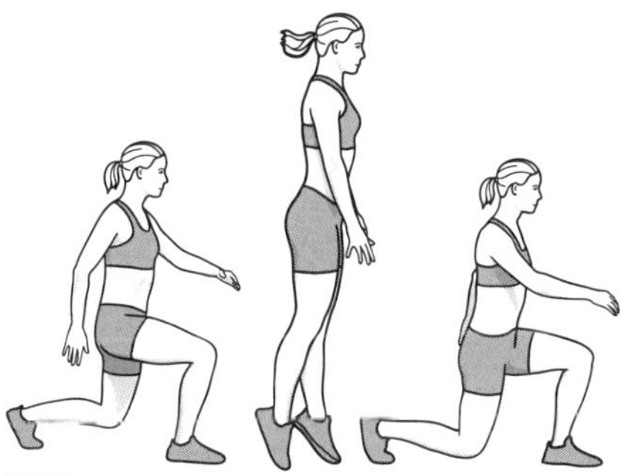

4 Wechselsprung

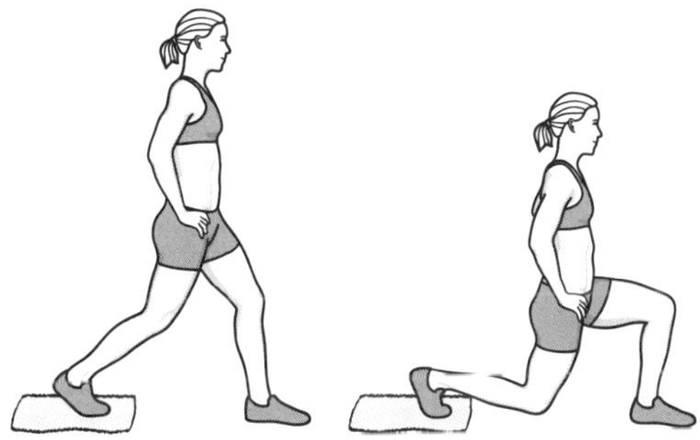

5 Gleitender Ausfallschritt

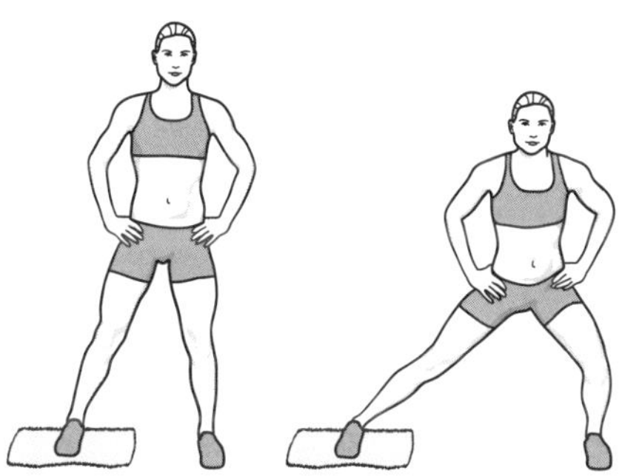

6 Gleitender seitlicher Ausfallschritt

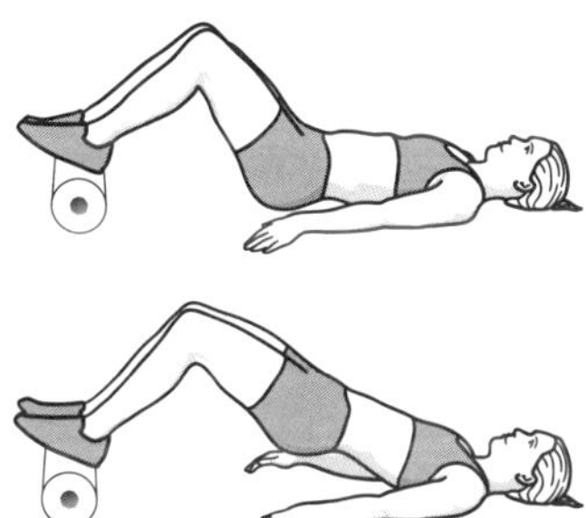

7 Beckenheben mit Füßen auf Rolle

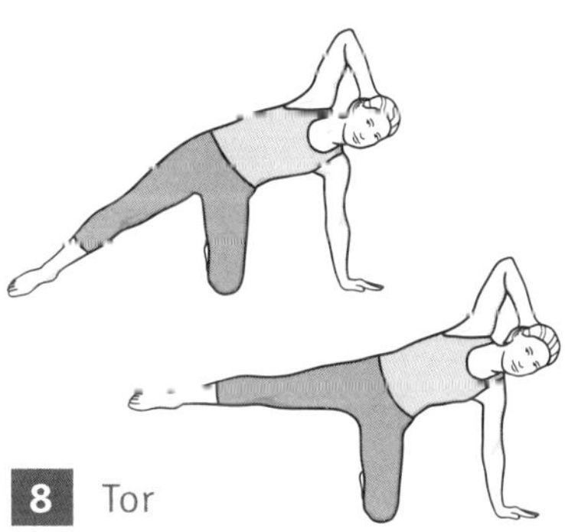

8 Tor

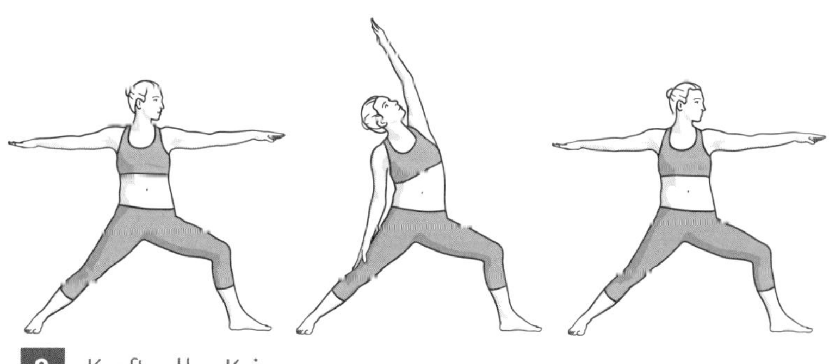

9 Kraftvoller Krieger

26 Po intensiv für Fortgeschrittene basic

1 2 **3**

Trainingsdauer: 20 Minuten
Benötigte Hilfsmittel: Handtuch, Faszienrolle

	Übungen	Wiederholungen/ Belastungszeit	Pause in Sek.	Sätze	Intensität	Seite
1	Kniebeugensprung	45 Sek.	20	3	2	122
2	Wechselsprung	45 Sek.	20	3	1	121
3	Gleitender seitlicher Ausfallschritt	15 Wdh. pro Seite	20	3	2	133
4	Einbeiniges Becken-heben mit Rolle	20 Wdh. im Wechsel	20	3	3	135

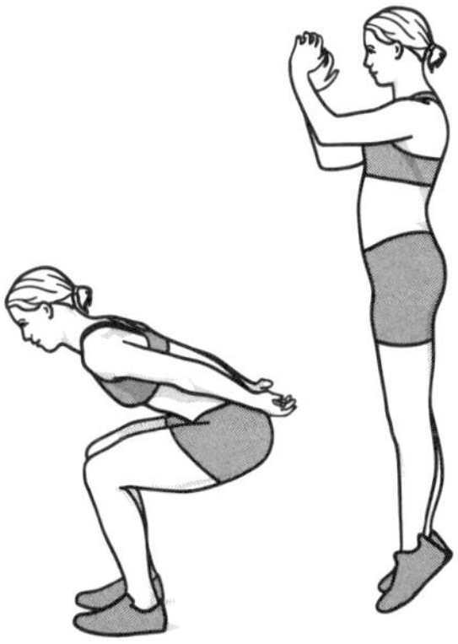

1 Kniebeugensprung

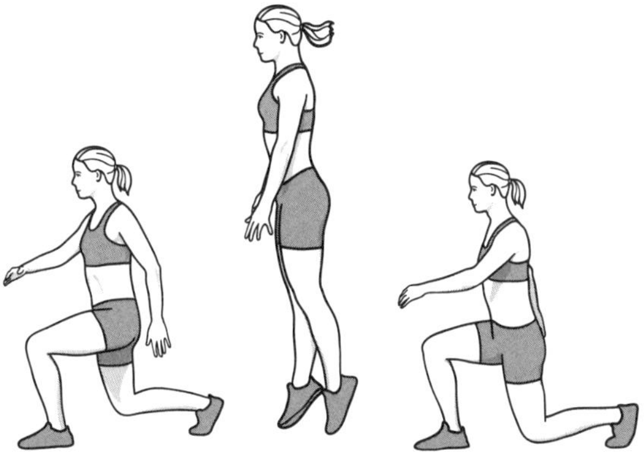

2 Wechselsprung

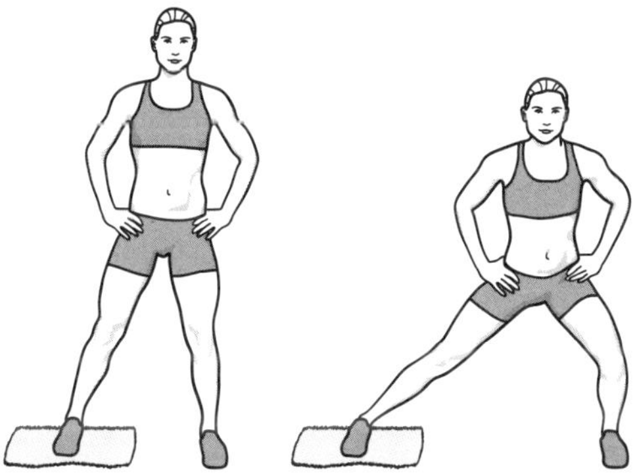

3 Gleitender seitlicher Ausfallschritt

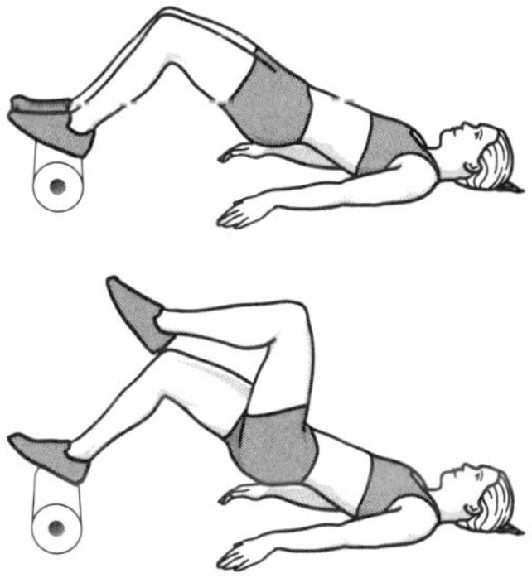

4 Einbeiniges Beckenheben mit Rolle

27 Po intensiv für Fortgeschrittene maximum

1 2 **3**

Trainingsdauer: 35 Minuten
Benötigte Hilfsmittel: Handtuch, Faszienrolle

	Übungen	Wiederholungen/ Belastungszeit	Pause in Sek.	Sätze	Intensität	Seite
1	Burpee	45 Sek.	20	3	3	122
2	Wechselsprung	45 Sek.	20	3	1	121
3	Kniebeuge	20 Wdh.	20	3	1	132
4	Sumo-Kniebeuge	20 Wdh.	20	3	1	132
5	Gleitender seitlicher Ausfallschritt	15 Wdh. pro Seite	20	3	2	133
6	Beckenheben mit Füßen auf Rolle	15 Wdh.	20	3	2	134
7	Tor	15 Wdh. pro Seite	20	3	2	142
8	Einbeiniges Beckenheben mit Rolle	20 Wdh. im Wechsel	20	3	3	135

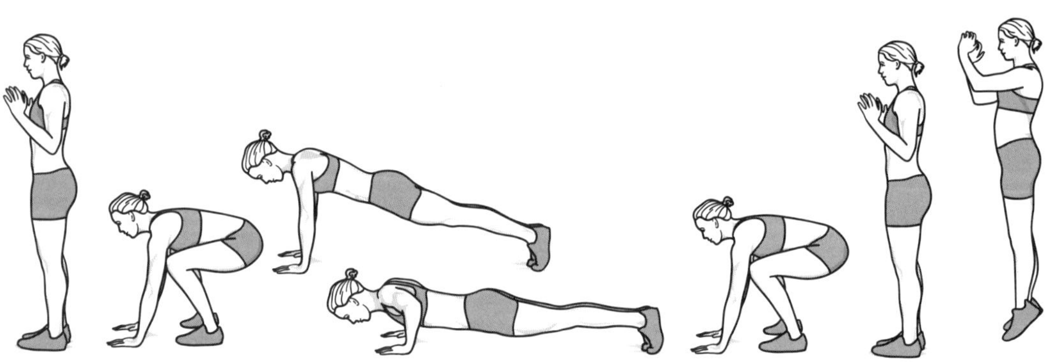

1 Burpee

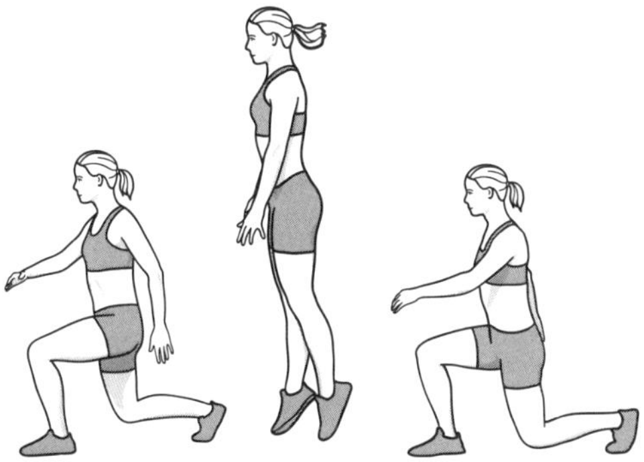

2 Wechselsprung

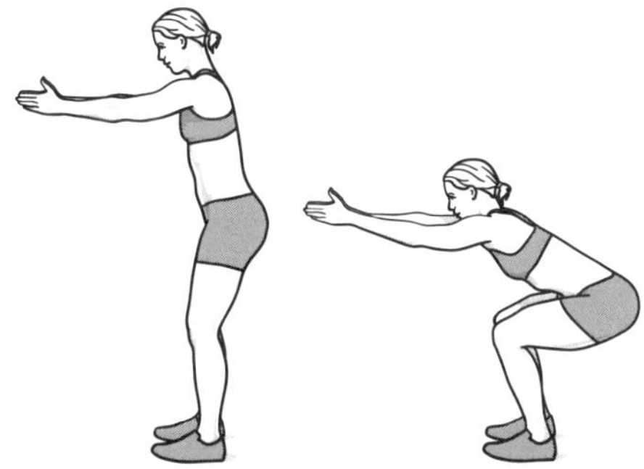

3 Kniebeuge

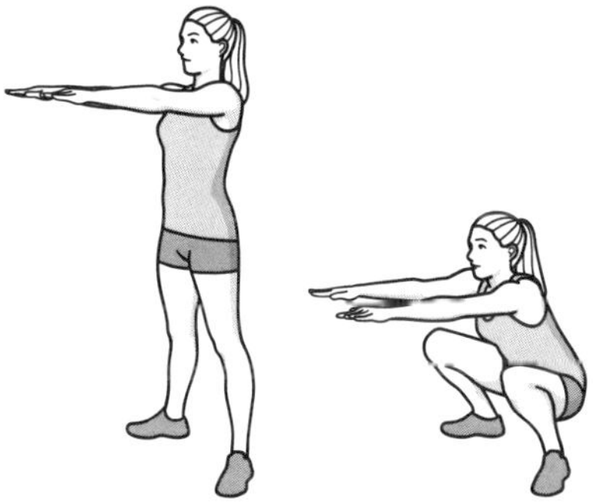

4 Sumo-Kniebeuge

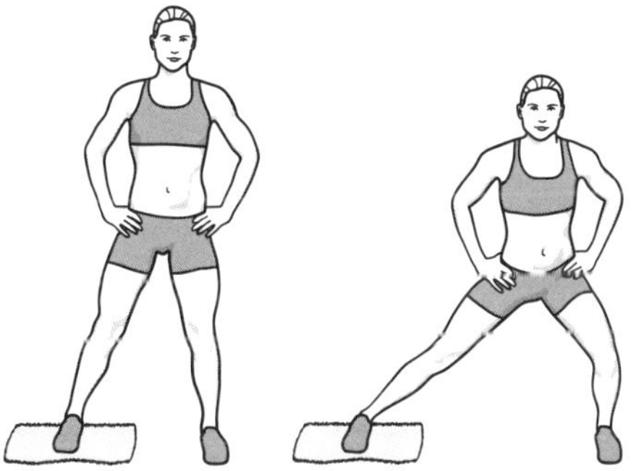

5 Gleitender seitlicher Ausfallschritt

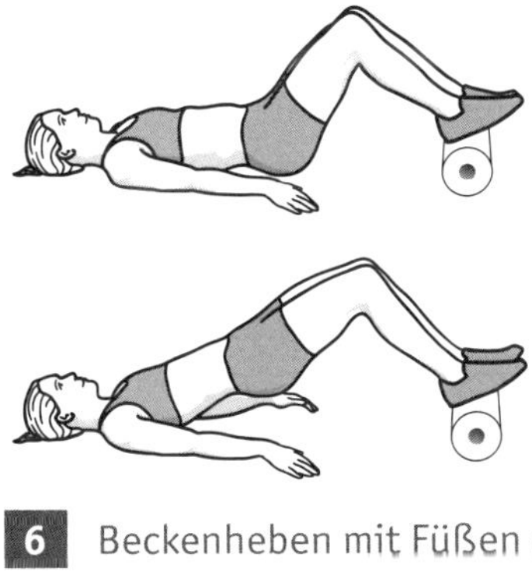

6 Beckenheben mit Füßen auf Rolle

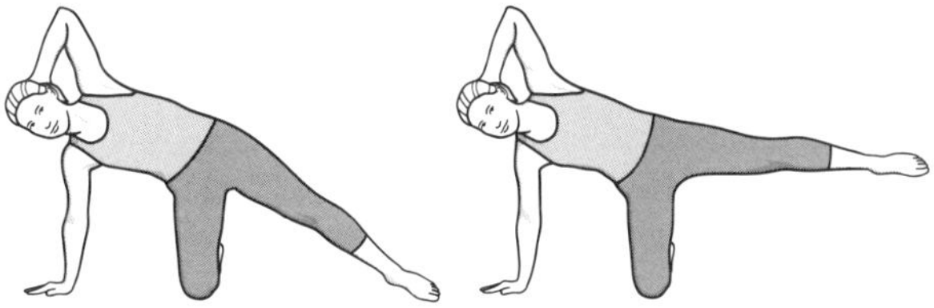

7 Tor

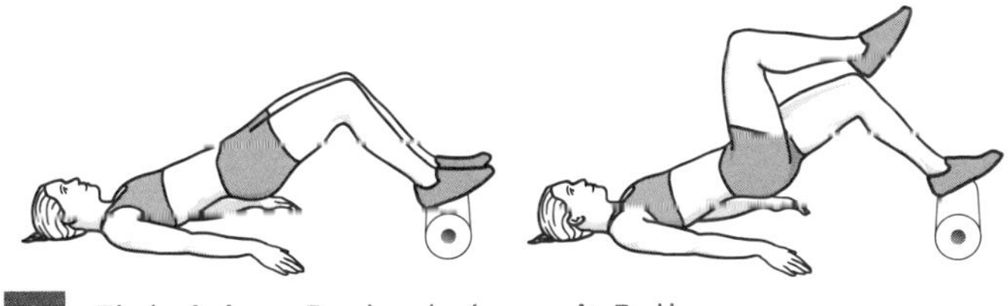

8 Einbeiniges Beckenheben mit Rolle

28 LIIT für den ganzen Körper 1

Trainingsdauer: 15 Minuten
Workoutrunden: 2
Benötigtes Hilfsmittel: Faszienrolle

1 2 3

	Übungen	Belastungszeit	Pause in Sek.	Intensität	Seite
1	Knieheben	30 Sek.	20	1	120
2	Wandsitzen	30 Sek.	20	1	132
3	Paddeln in Bauchlage	30 Sek.	20	1	123
4	Diagonaler Crunch	30 Sek. pro Seite	20	1	130
5	Beckenheben	30 Sek.	20	1	134
6	Frontstütz mit Armheben auf Rolle	30 Sek.	20	1	126

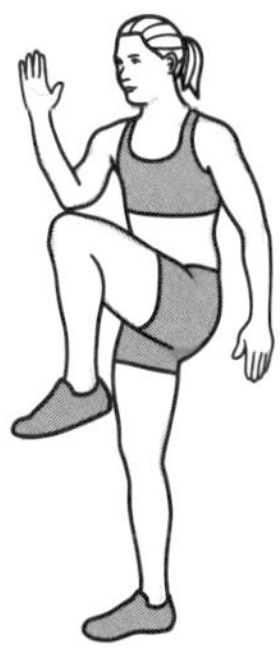

1 Knieheben

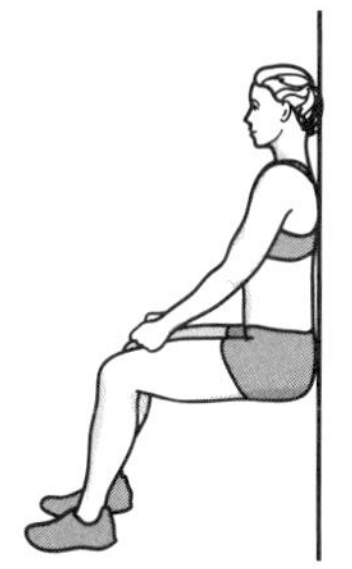

2 Wandsitzen

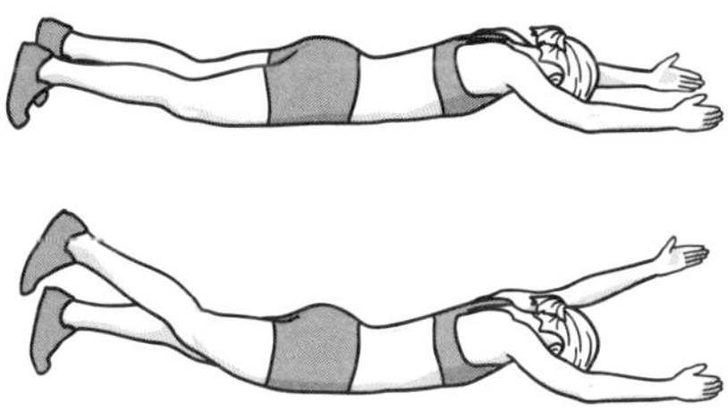

3 Paddeln in Bauchlage

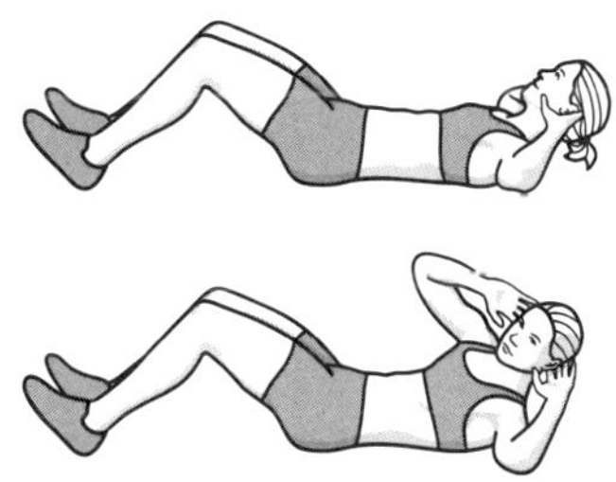

4 Diagonaler Crunch

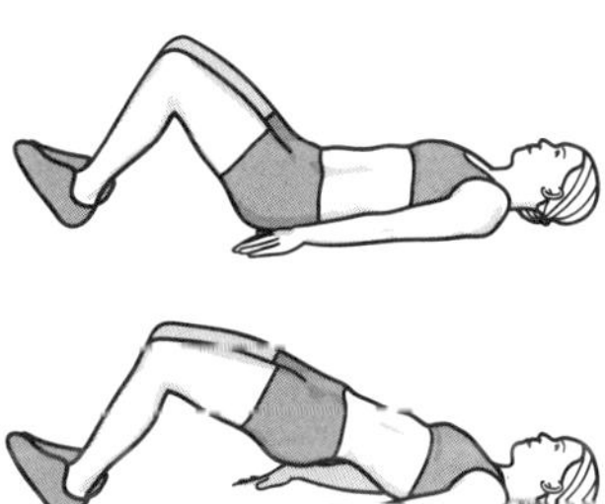

5 Beckenheben

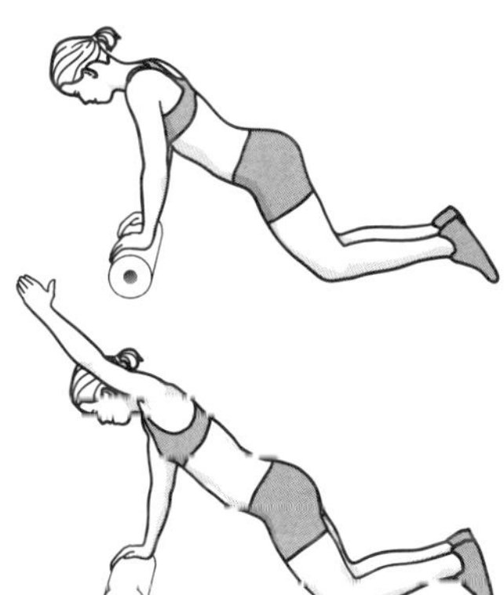

6 Frontstütz mit Armheben auf Rolle

29 LIIT für den ganzen Körper 2

Trainingsdauer: 15 Minuten
Workoutrunden: 2
Benötigtes Hilfsmittel: Faszienrolle

1 2 3

	Übungen	Belastungszeit	Pause in Sek.	Intensität	Seite
1	Bergsteiger an der Wand	30 Sek.	20	1	123
2	Liegestütz mit abgelegten Knien	30 Sek.	20	1	124
3	Über-Kopf-Ziehen in Bauchlage	30 Sek.	20	1	125
4	Frontstütz mit Armheben auf Rolle	30 Sek.	20	1	126
5	Crunch	30 Sek.	20	1	130
6	Wechselseitiges Beinstrecken	30 Sek.	20	1	130
7	Wandsitzen	30 Sek.	20	1	132
8	Beckenheben	30 Sek.	20	1	134

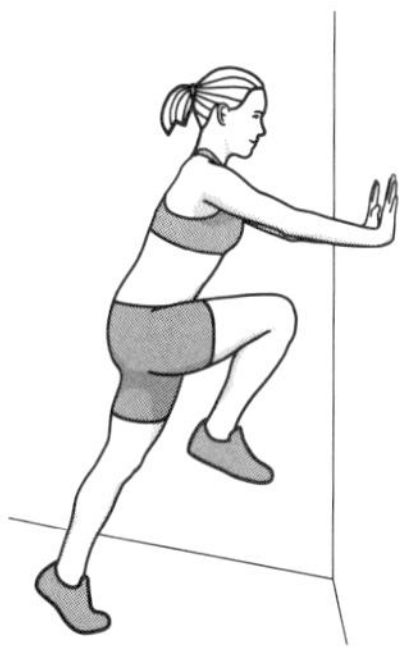

1 Bergsteiger an der Wand

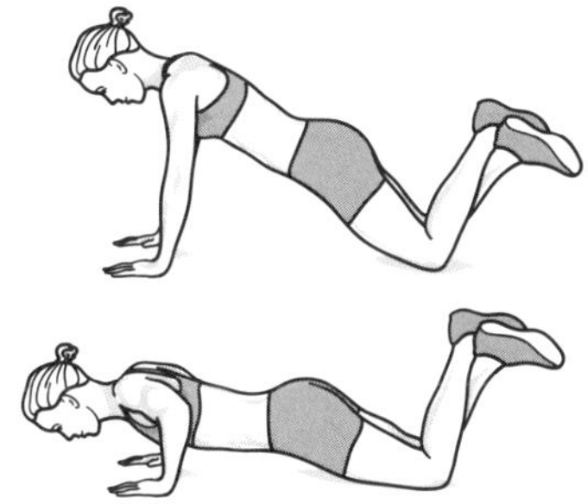

2 Liegestütz mit abgelegten Knien

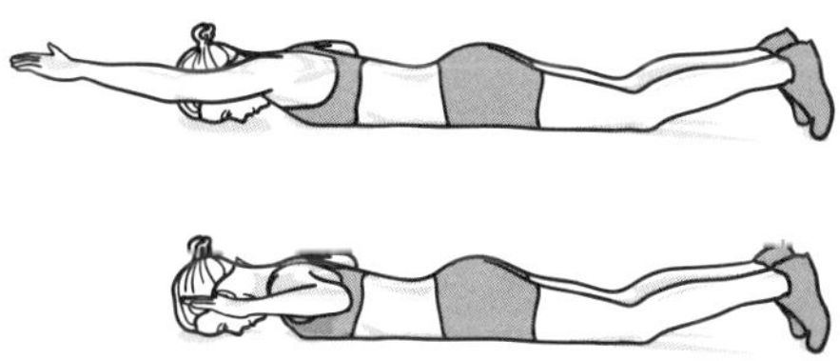

3 Über-Kopf-Ziehen in Bauchlage

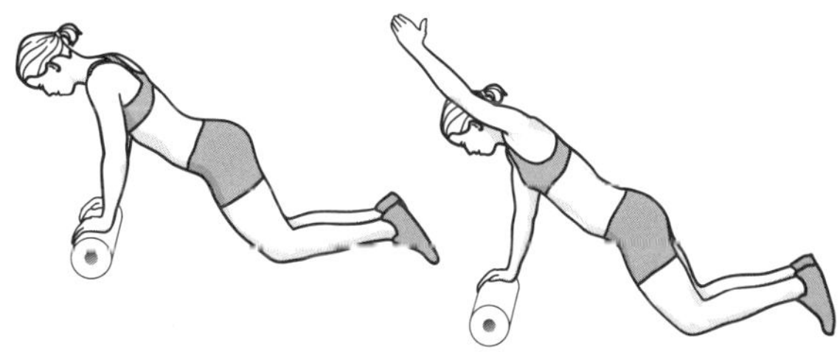

4 Frontstütz mit Armheben auf Rolle

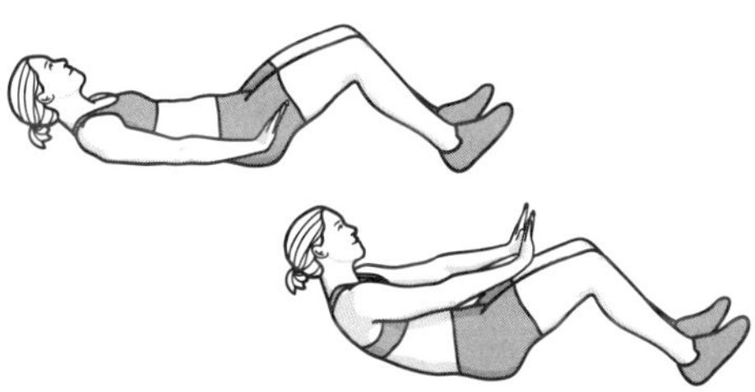

5 Crunch

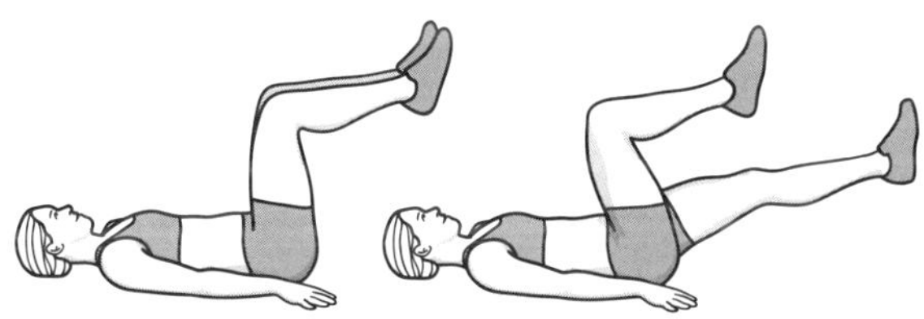

6 Wechselseitiges Beinstrecken

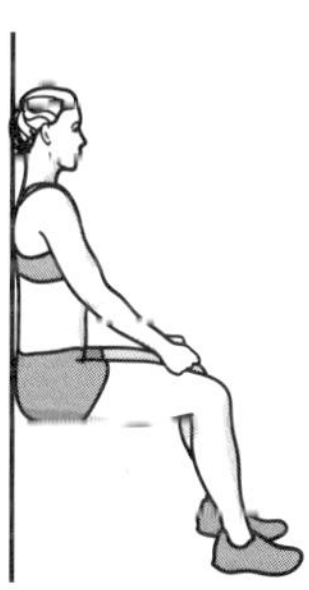

7 Wandsitzen

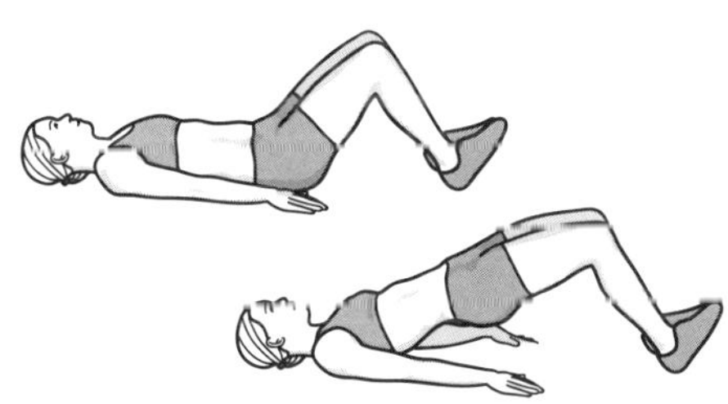

8 Beckenheben

30 LIIT für den ganzen Körper 3

Trainingsdauer: 20 Minuten
Workoutrunden: 2
Benötigte Hilfsmittel: Tisch, stabile Kiste oder Box

1 2 3

	Übungen	Belastungszeit	Pause in Sek.	Intensität	Seite
1	Knieheben	30 Sek.	20	1	120
2	Rudern am Tisch	30 Sek.	20	1	125
3	Vierfüßlerstand mit angehobenen Knien	30 Sek.	20	1	126
4	Diagonaler Crunch	30 Sek. pro Seite	20	1	130
5	Beinpendel mit gebeugten Beinen	30 Sek.	20	1	131
6	Kickback	30 Sek. pro Seite	20	1	134
7	Drehender Blitz	30 Sek. im Wechsel	20	1	135
8	Dip	30 Sek.	20	1	125

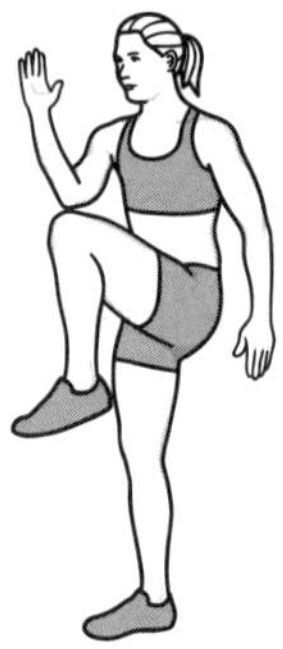

1 Knieheben

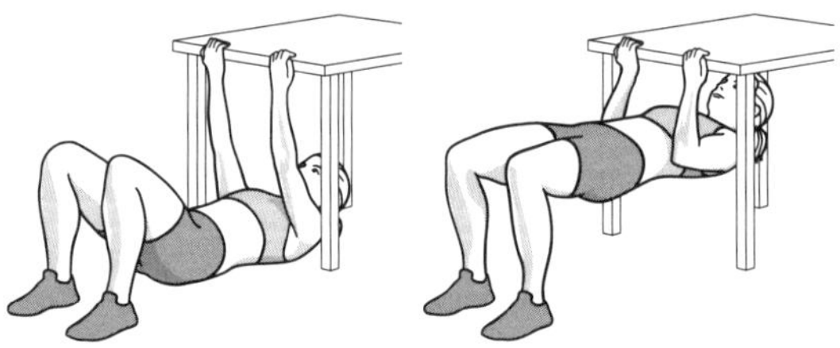

2 Rudern am Tisch

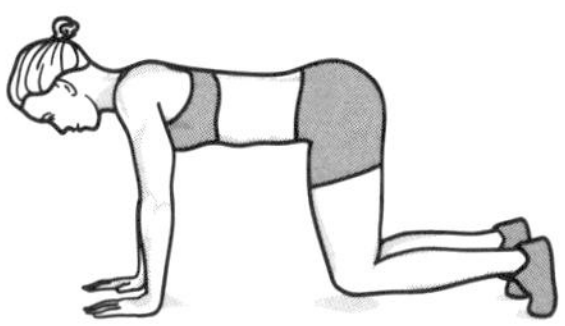

3 Vierfüßlerstand mit angehobenen Knien

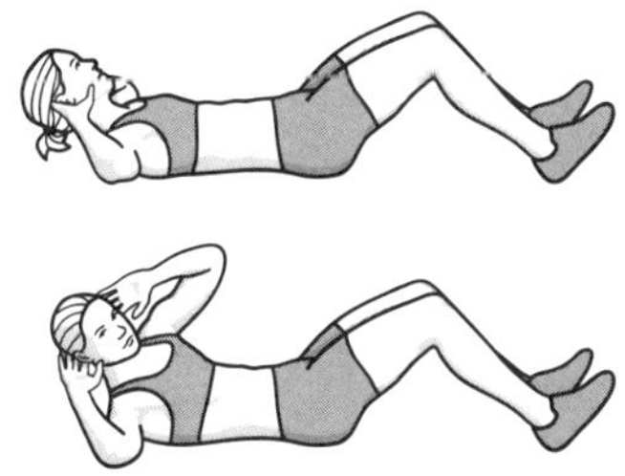

4 Diagonaler Crunch

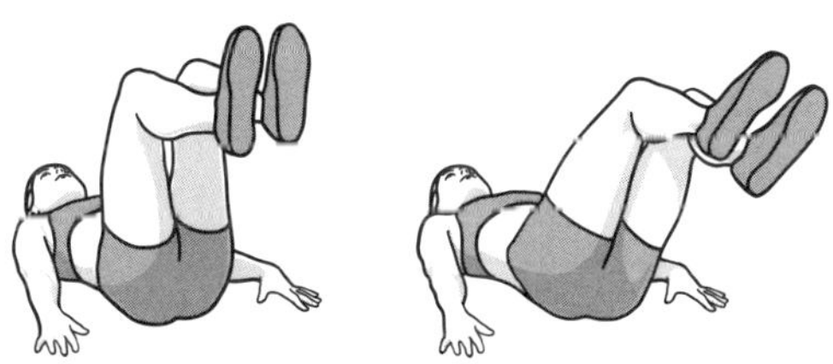

5 Beinpendel mit gebeugten Beinen

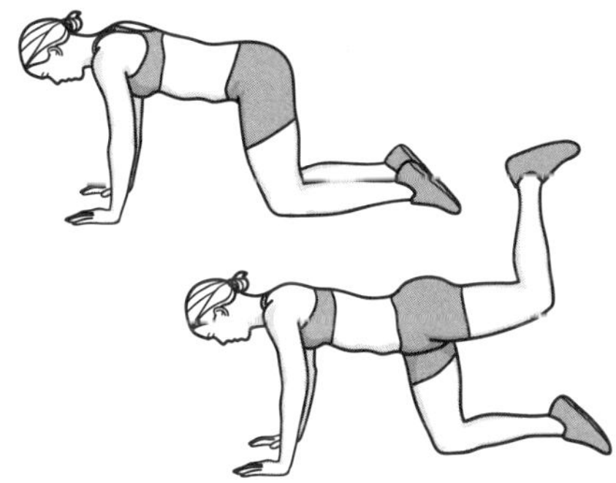

6 Kickback

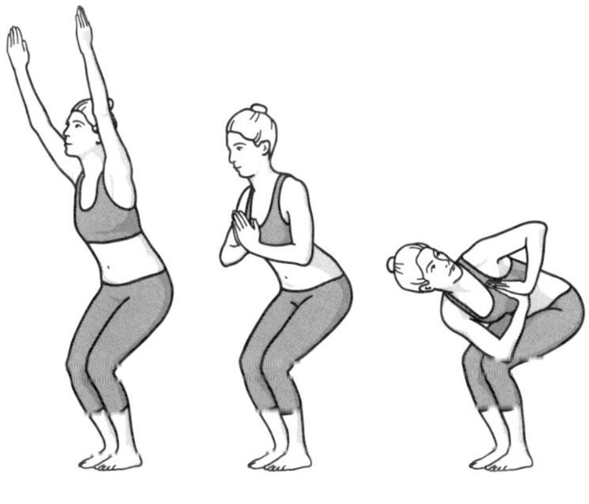

7 Drehender Blitz

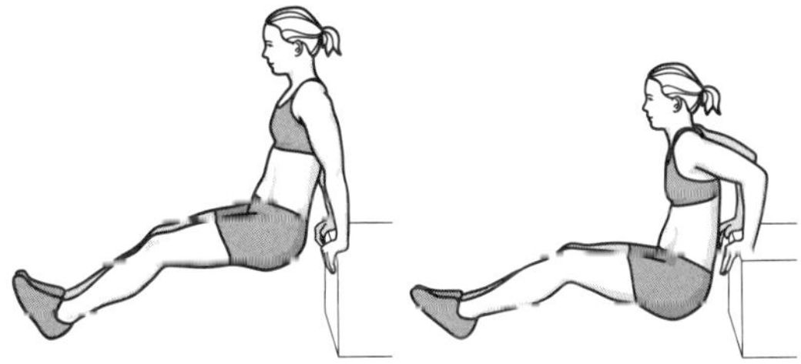

8 Dip

31 LIIT für Beine und Po

Trainingsdauer: 25 Minuten
Workoutrunden: 2

❶ ② ③

	Übungen	Belastungszeit	Pause in Sek.	Intensität	Seite
1	Kniebeuge	30 Sek.	20	1	132
2	Ausfallschritt	30 Sek. pro Seite	20	1	133
3	Sumo-Kniebeuge	30 Sek.	20	1	132
4	Beckenheben	30 Sek.	20	1	134
5	Kickback	30 Sek. pro Seite	20	1	134
6	Adduktion aus der Seitenlage	30 Sek. pro Seite	20	1	142
7	Abduktion aus der Seitenlage	30 Sek. pro Seite	20	1	142
8	Paddeln in Bauchlage	30 Sek.	20	1	123

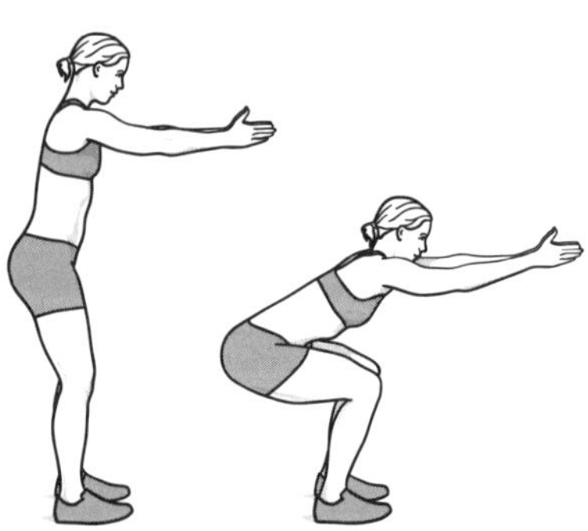

1 Kniebeuge

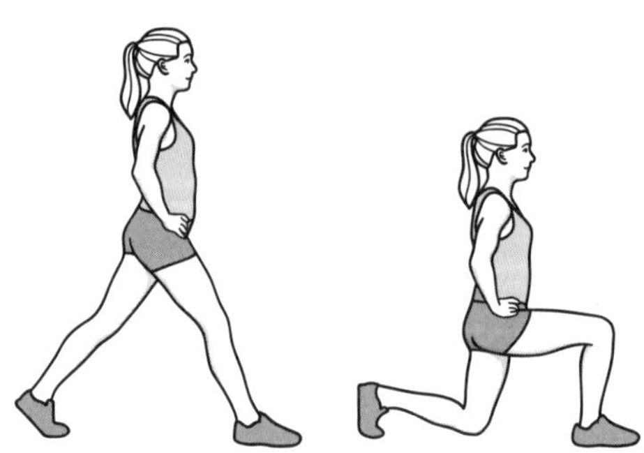

2 Ausfallschritt

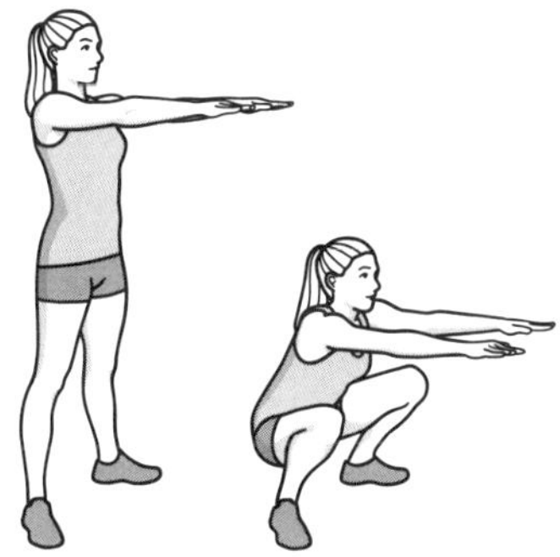

3 Sumo-Kniebeuge

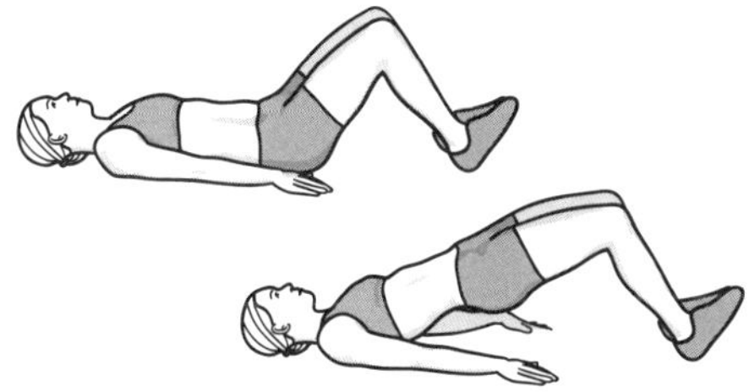

4 Beckenheben

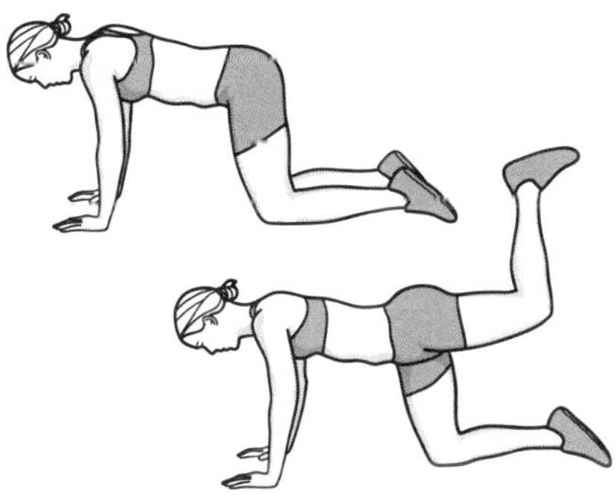

5 Kickback

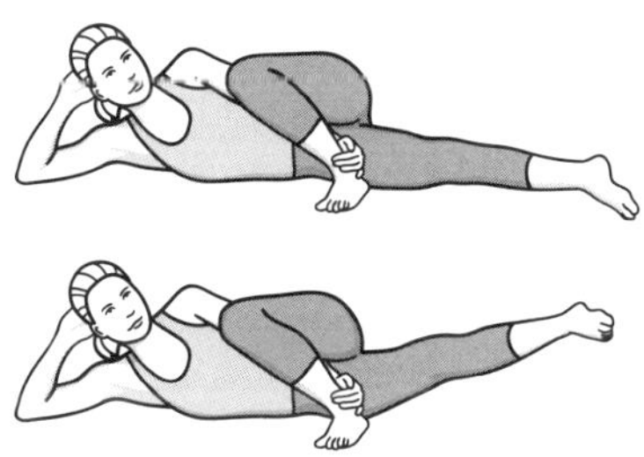

6 Adduktion aus der Seitenlage

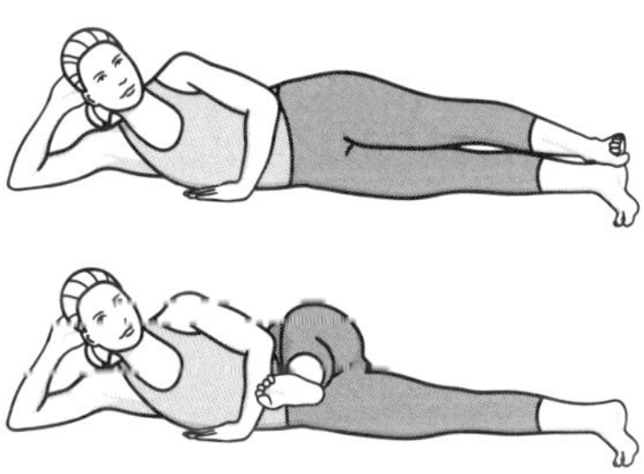

7 Abduktion aus der Seitenlage

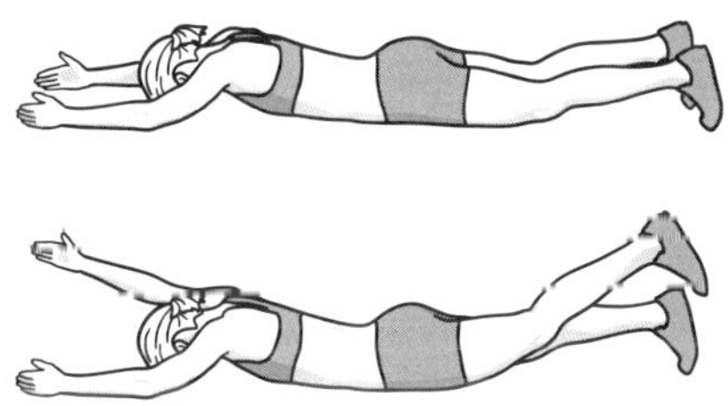

8 Paddeln in Bauchlage

32 LIIT für Rumpf und Arme

Trainingsdauer: 20 Minuten
Workoutrunden: 2
Benötigtes Hilfsmittel: stabile Kiste oder Box

1 2 3

	Übungen	Belastungszeit	Pause in Sek.	Intensität	Seite
1	Liegestütz mit abgelegten Knien	30 Sek.	20	1	124
2	Über-Kopf-Ziehen in Bauchlage	30 Sek.	20	1	125
3	Vierfüßlerstand mit Crunch	30 Sek. pro Seite	20	1	126
4	Unterarmstütz	30 Sek.	20	1	127
5	Seitstütz mit angewinkelten Knien	30 Sek. pro Seite	20	1	128
6	Crunch	30 Sek.	20	1	130
7	Kobra	30 Sek.	20	1	136
8	Dip	30 Sek.	20	1	125

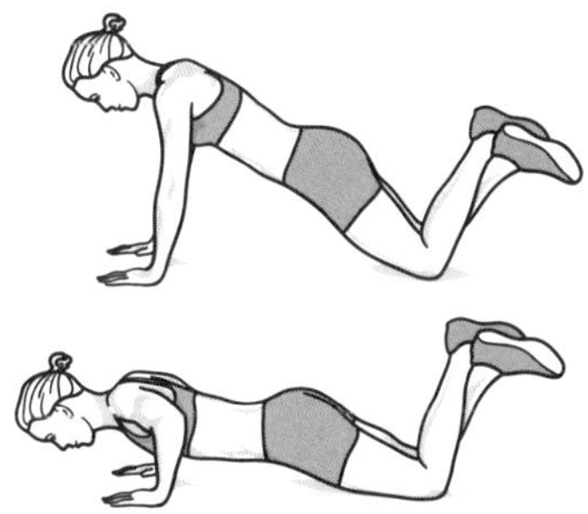

1 Liegestütz mit abgelegten Knien

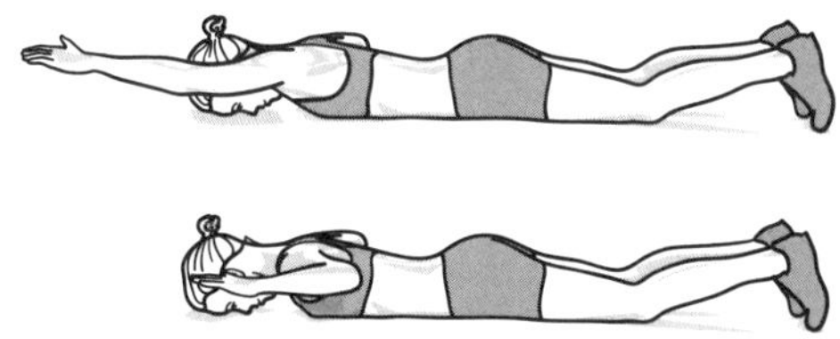

2 Über-Kopf-Ziehen in Bauchlage

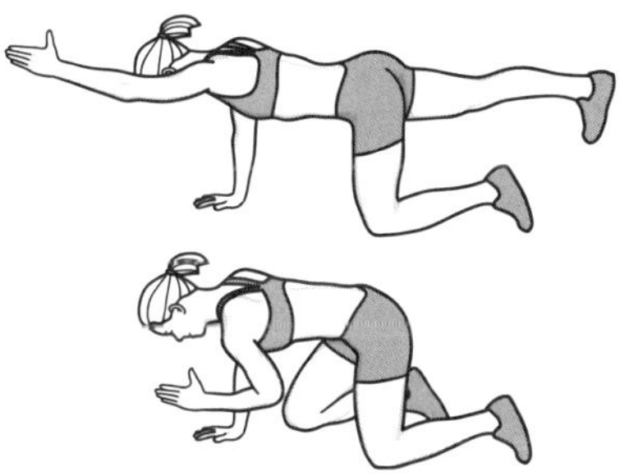

3 Vierfüßlerstand mit Crunch

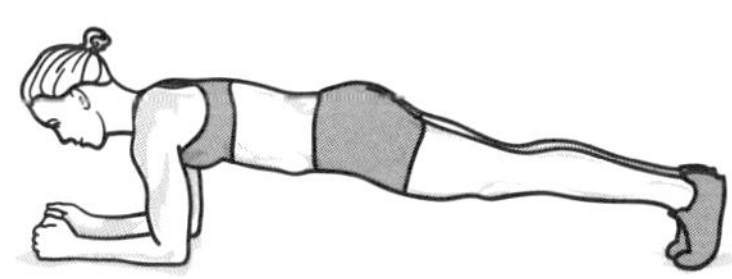

4 Unterarmstütz

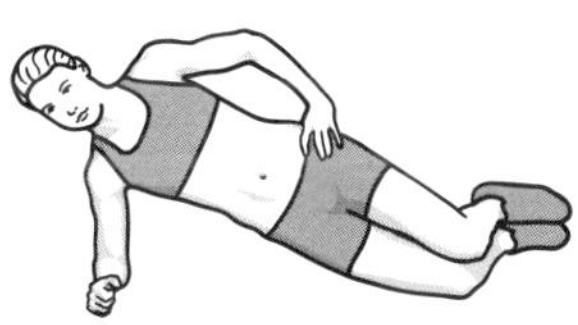

5 Seitstütz mit angewinkelten Knien

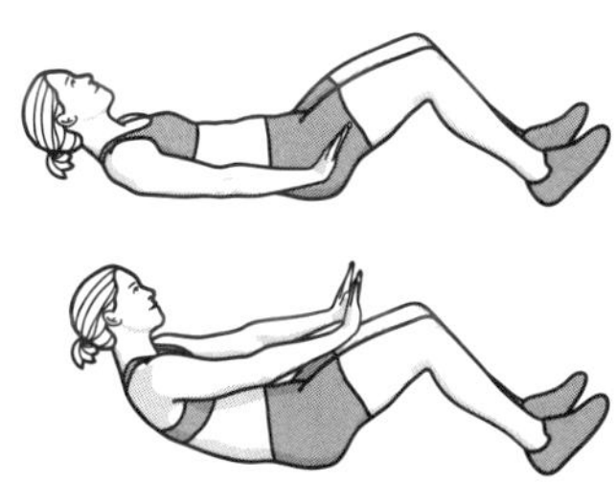

6 Crunch

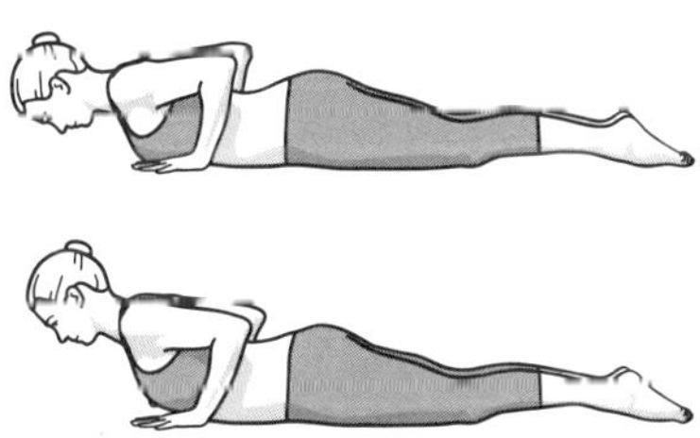

7 Kobra

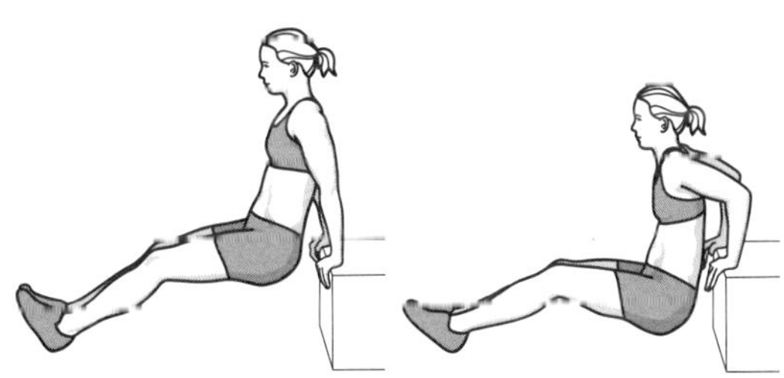

8 Dip

33 HIIT für den ganzen Körper 1

Trainingsdauer: 25 Minuten
Workoutrunden: 3
Benötigte Hilfsmittel: Tisch, Faszienrolle

1 **2** 3

	Übungen	Belastungszeit	Pause in Sek.	Intensität	Seite
1	Laufen	30 Sek.	20	1	120
2	Wandsitzen	30 Sek.	20	1	132
3	Rudern am Tisch	30 Sek.	20	1	125
4	Unterarmstütz auf Rolle mit Beinheben	30 Sek.	20	2	127
5	Beckenheben mit Füßen auf Rolle	30 Sek.	20	2	134
6	Crunch	30 Sek.	20	1	130
7	Tor	30 Sek. pro Seite	20	2	142
8	Kobra	30 Sek.	20	1	136

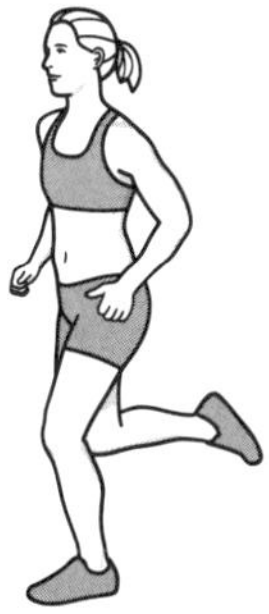

1 Laufen

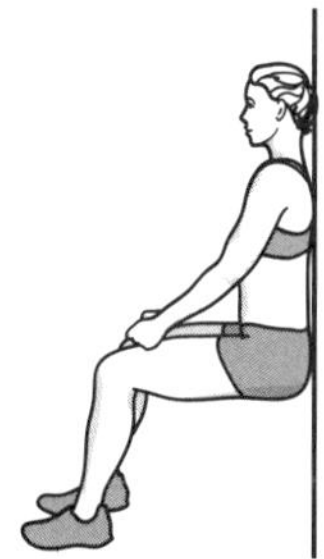

2 Wandsitzen

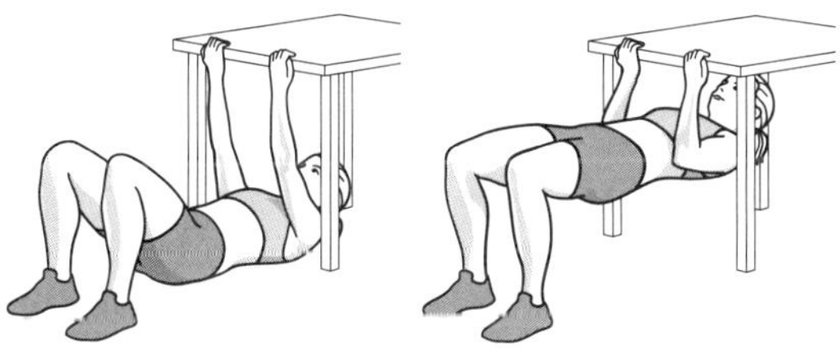

3 Rudern am Tisch

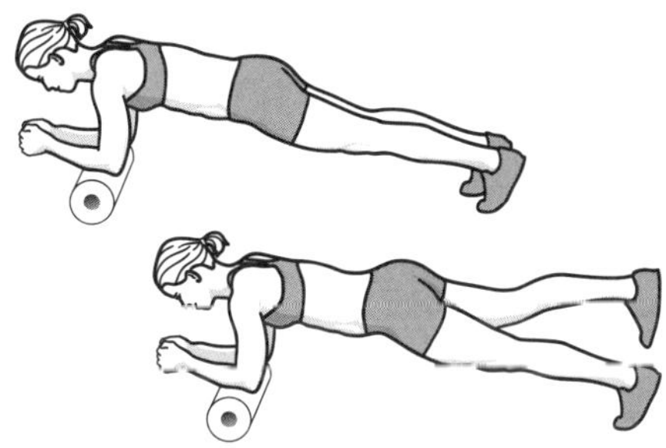

4 Unterarmstütz auf Rolle mit Beinheben

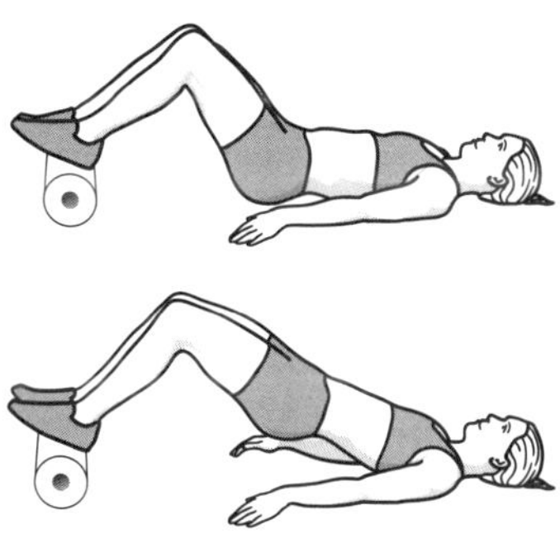

5 Beckenheben mit Füßen auf Rolle

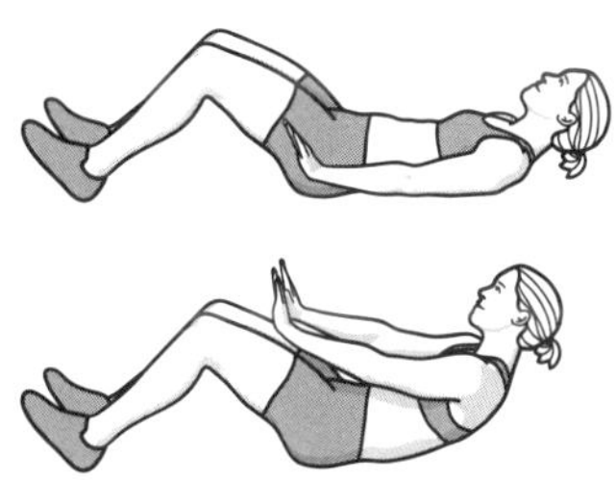

6 Crunch

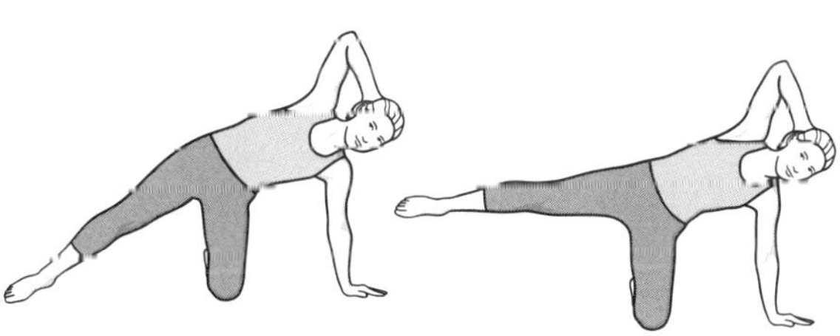

7 Tor

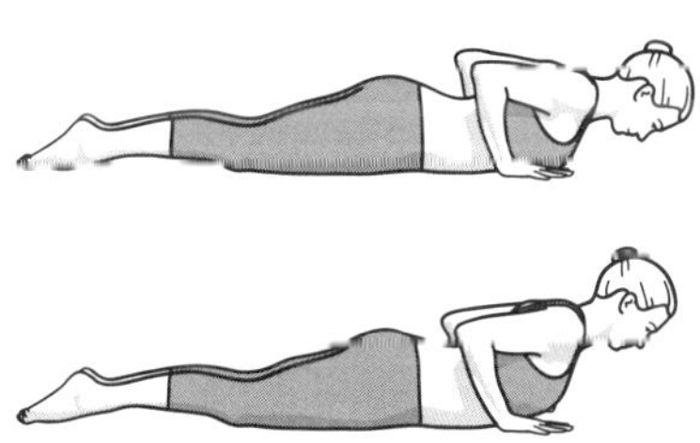

8 Kobra

34 HIIT für den ganzen Körper 2

Trainingsdauer: 35 Minuten
Workoutrunden: 3
Benötigtes Hilfsmittel: stabile Kiste oder Box

1 **2** 3

	Übungen	Belastungszeit	Pause in Sek.	Intensität	Seite
1	Ausfallschritt	45 Sek. pro Seite	20	1	133
2	Kniebeugensprung	45 Sek.	20	2	122
3	Dip	45 Sek.	20	1	125
4	Dynamischer Seitstütz	45 Sek. pro Seite	20	2	129
5	Käfer	45 Sek.	20	2	140
6	Vierfüßlerstand mit angehobenen Knien	45 Sek.	20	1	126
7	Über-Kopf-Ziehen in Bauchlage	45 Sek.	20	1	125
8	Beinpendel mit gestreckten Beinen	45 Sek.	20	2	131

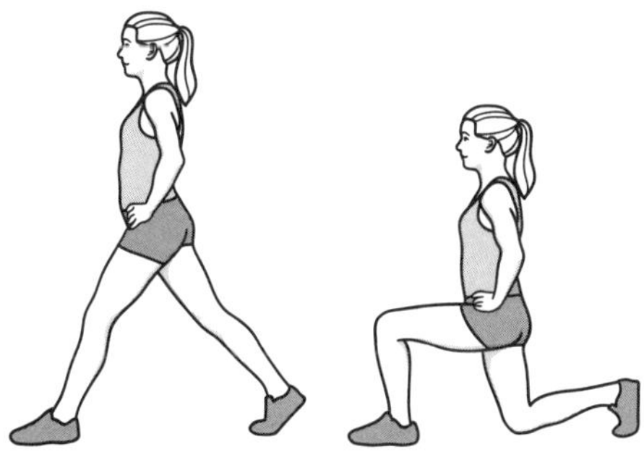

1 Ausfallschritt

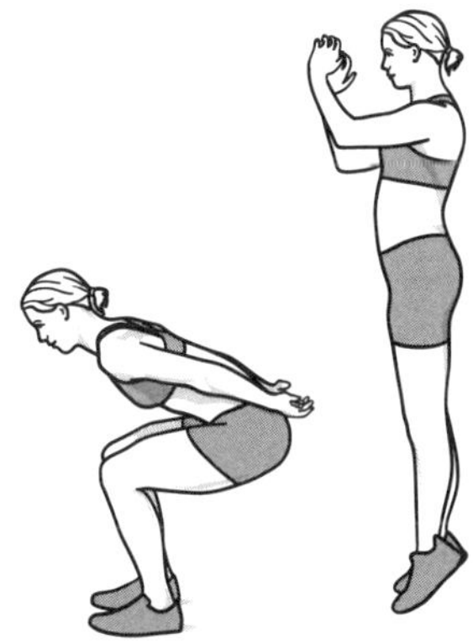

2 Kniebeugensprung

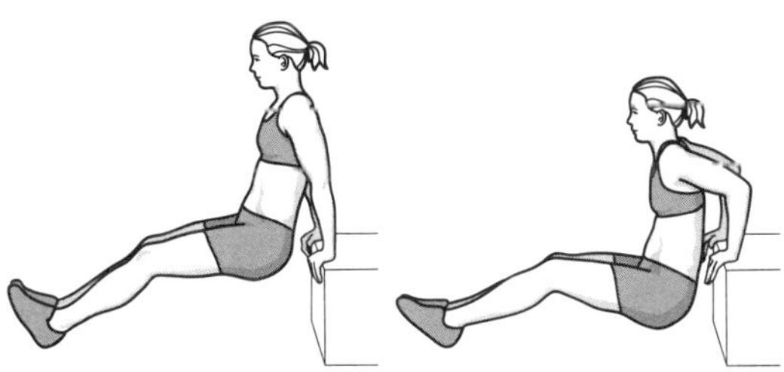

3 Dip

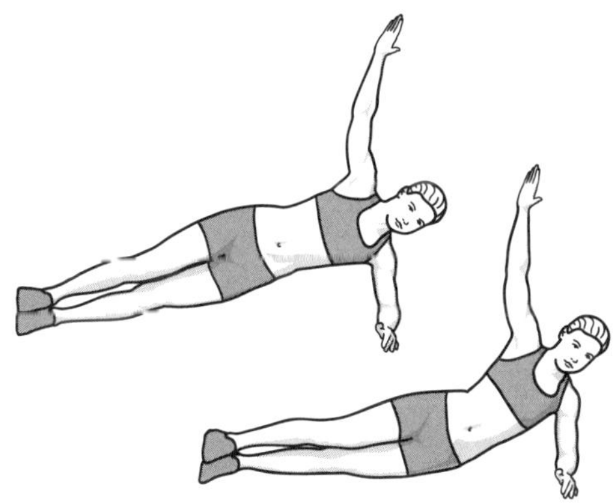

4 Dynamischer Seitstütz

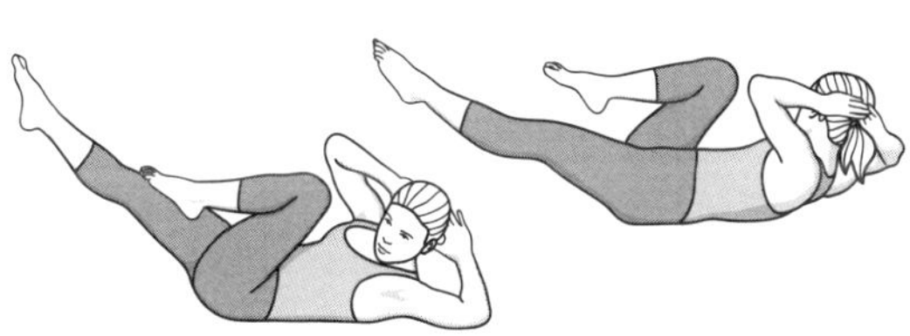

5 Käfer

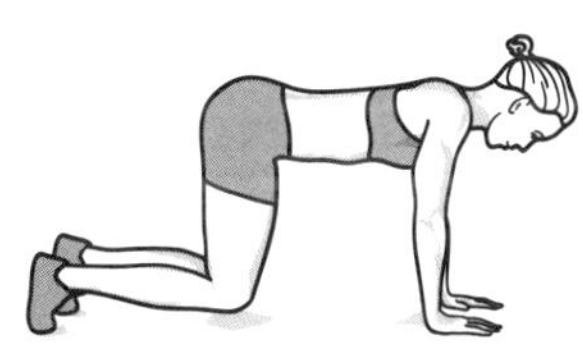

6 Vierfüßlerstand mit angehobenen Knien

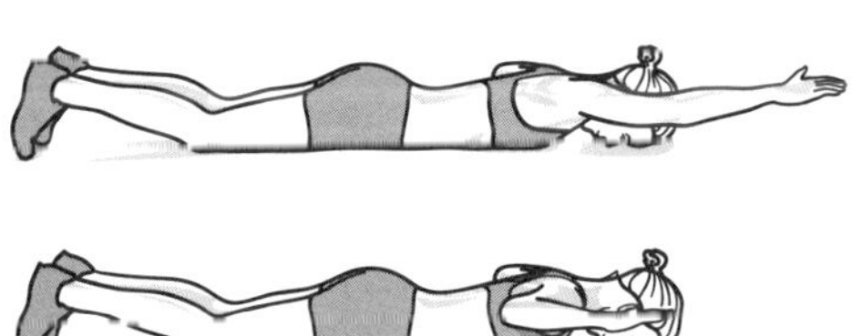

7 Über-Kopf-Ziehen in Bauchlage

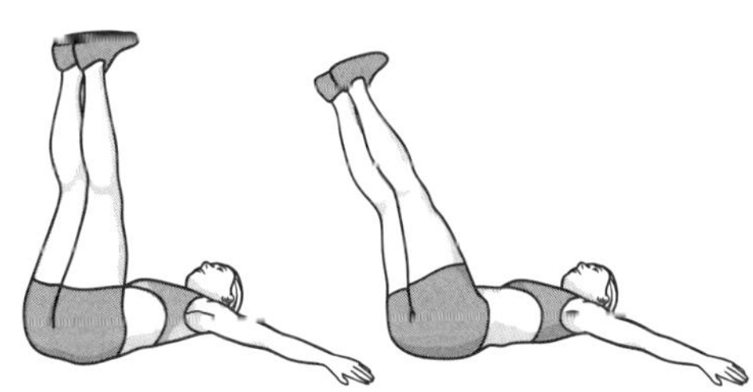

8 Beinpendel mit gestreckten Beinen

35 HIIT für den ganzen Körper 3

Trainingsdauer: 30 Minuten
Workoutrunden: 3
Benötigtes Hilfsmittel: Faszienrolle

1 2 3

	Übungen	Belastungszeit	Pause in Sek.	Intensität	Seite
1	Hampelmann	45 Sek.	20	2	121
2	Wechselsprung	45 Sek.	20	1	121
3	Kniebeuge	45 Sek.	20	1	132
4	Umgedrehte Planke mit Beinheben	45 Sek.	20	2	141
5	Unterarmstütz	45 Sek.	20	1	127
6	Gedrehter Seitstütz	45 Sek. pro Seite	20	2	129
7	Beckenheben mit Füßen auf Rolle	45 Sek.	20	2	134
8	Sumo-Kniebeuge	45 Sek.	20	1	132

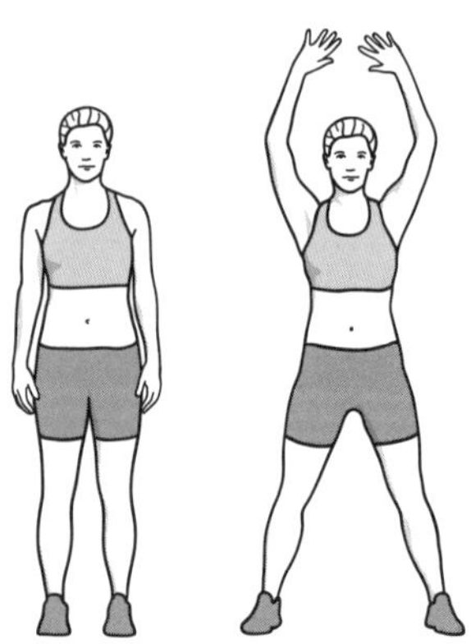

1 Hampelmann

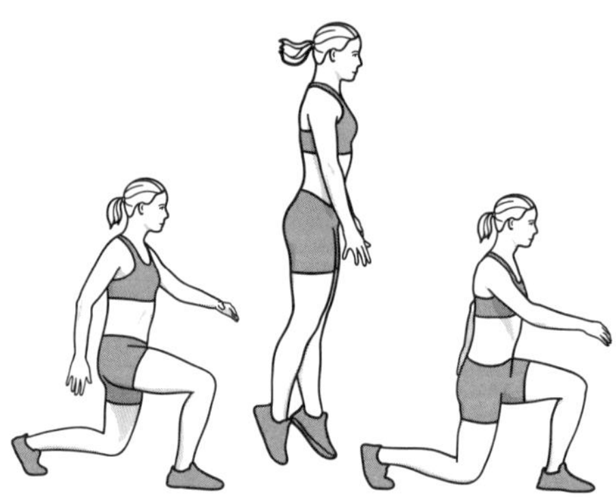

2 Wechselsprung

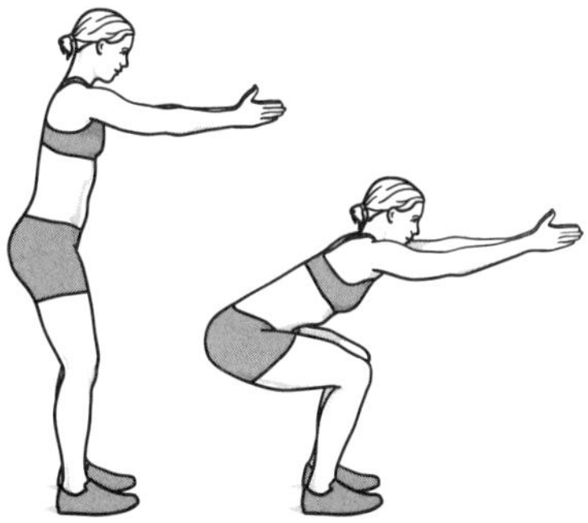

3 Kniebeuge

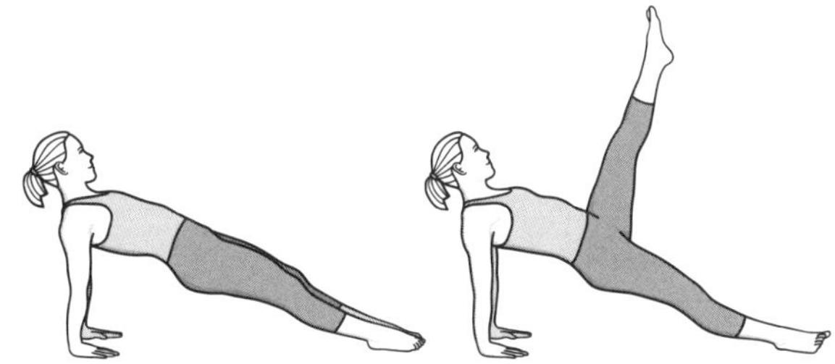

4 Umgedrehte Planke mit Beinheben

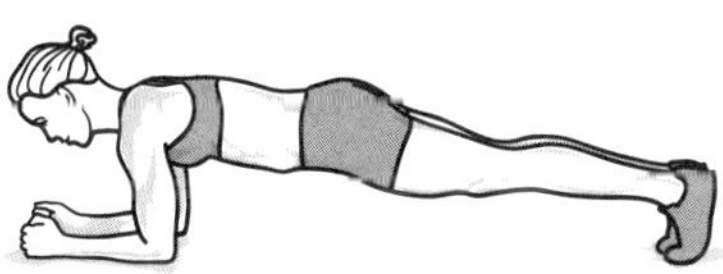

5 Unterarmstütz

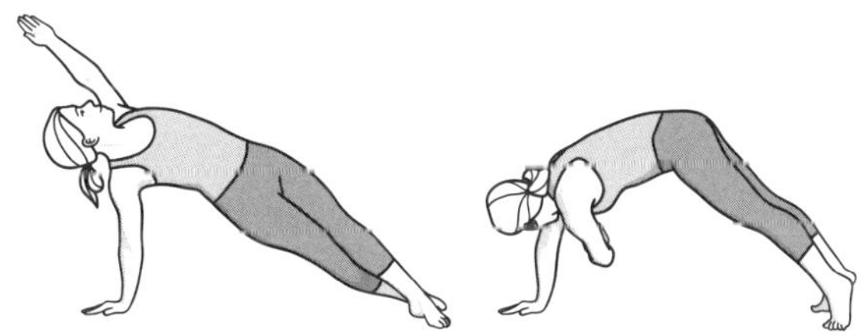

6 Gedrehter Seitstütz

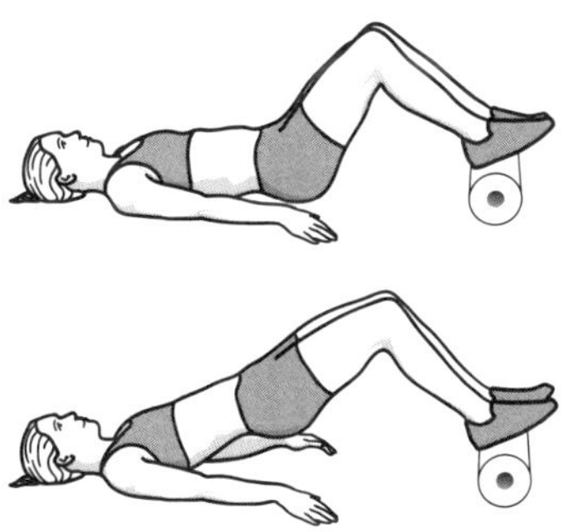

7 Beckenheben mit Füßen auf Rolle

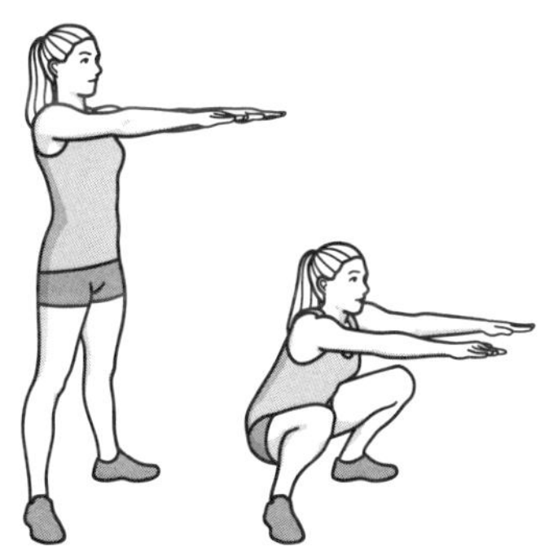

8 Sumo-Kniebeuge

36 HIIT für den ganzen Körper 4

Trainingsdauer: 25–35 Minuten
Workoutrunden: 3–4
Benötigte Hilfsmittel: Sprungseil, stabile Kiste oder Box

1 2 3

	Übungen	Belastungszeit	Pause in Sek.	Intensität	Seite
1	Seilspringen	45 Sek.	20	2	120
2	Spiderman-Liegestütz	45 Sek.	20	3	124
3	Kniebeugensprung	45 Sek.	20	2	122
4	Bergsteiger	45 Sek.	20	3	123
5	Beinpendel mit gestreckten Beinen	45 Sek.	20	2	131
6	Crunch	45 Sek.	20	1	130
7	Beine senken	45 Sek.	20	3	141
8	Dip	45 Sek.	20	1	125

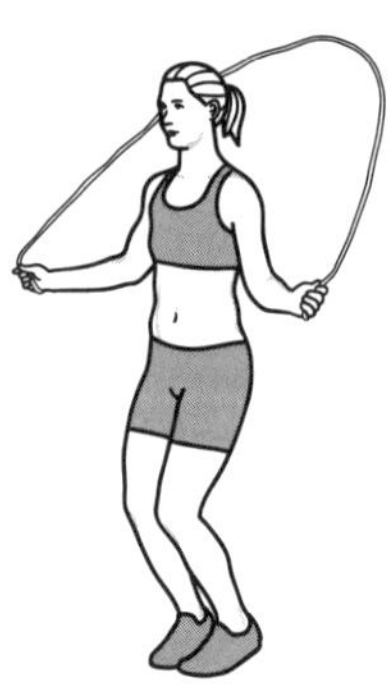

1 Seilspringen

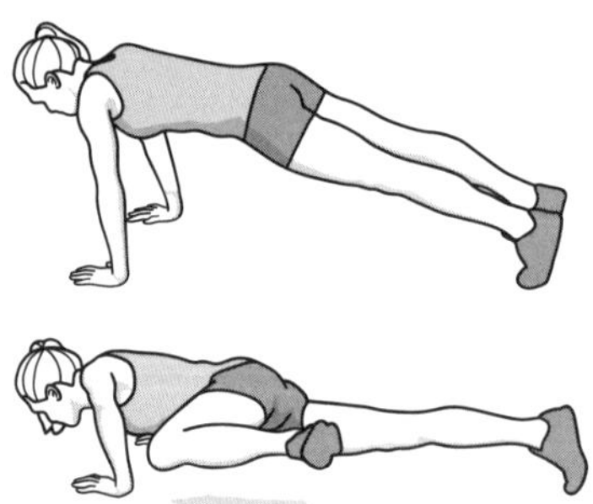

2 Spiderman-Liegestütz

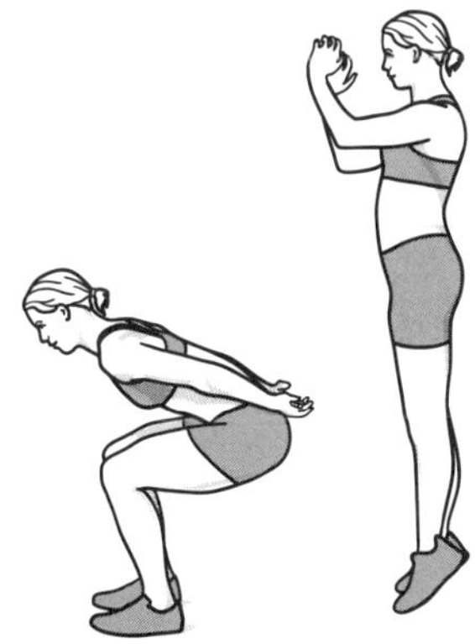

3 Kniebeugensprung

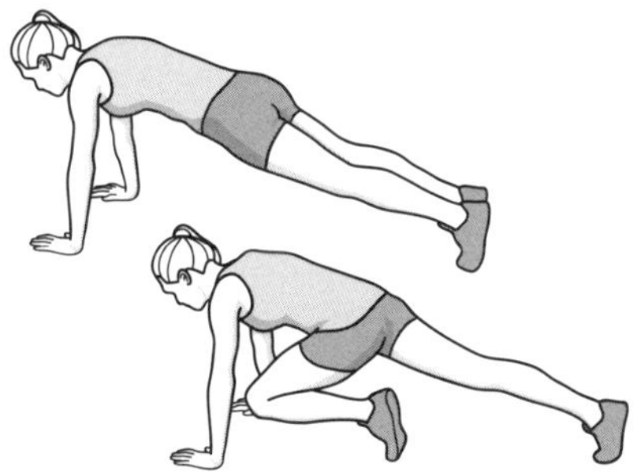

4 Bergsteiger

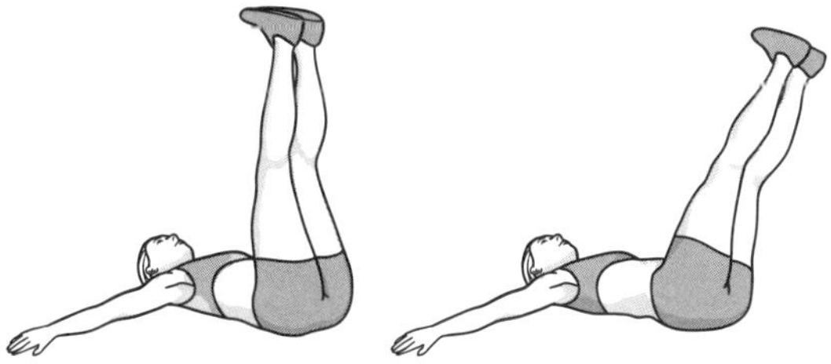

5 Beinpendel mit gestreckten Beinen

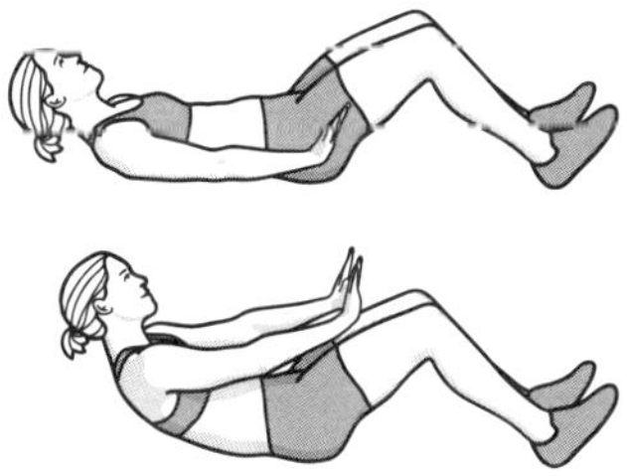

6 Crunch

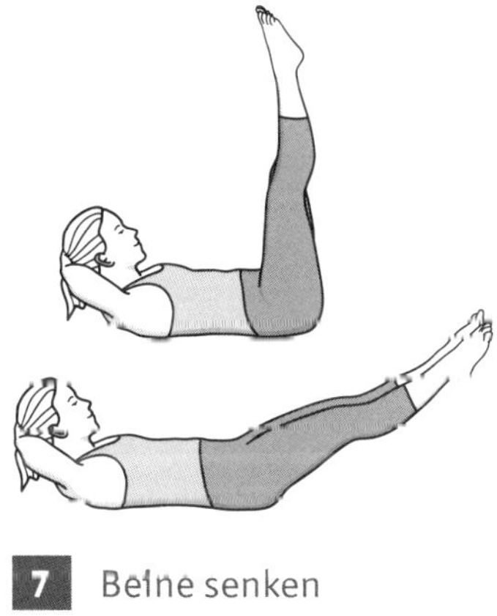

7 Beine senken

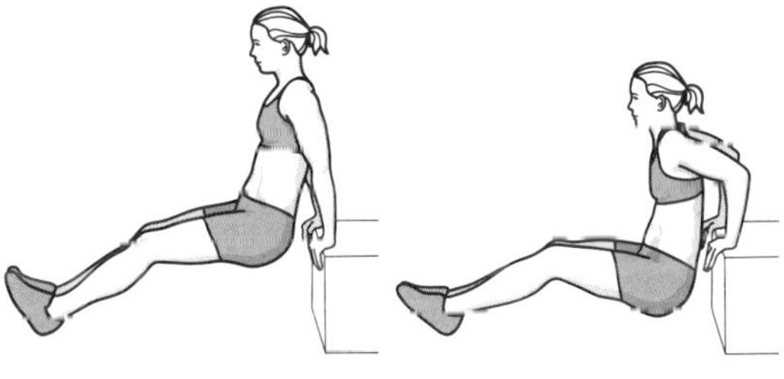

8 Dip

37 HIIT für den ganzen Körper 5

Trainingsdauer: 45 Minuten
Workoutrunden: 4
Benötigtes Hilfsmittel: Faszienrolle

1 2 **3**

	Übungen	Belastungszeit	Pause in Sek.	Intensität	Seite
1	Knieheben	45 Sek.	20	1	120
2	Burpee	45 Sek.	20	3	122
3	Käfer	45 Sek.	20	2	140
4	Beine senken	45 Sek.	20	3	141
5	Seitstütz mit Crunch	45 Sek. pro Seite	20	3	129
6	Wandern im Stütz	45 Sek.	20	3	128
7	Boot	45 Sek.	20	3	139
8	Einbeiniges Beckenheben mit Rolle	45 Sek. pro Seite	20	3	135

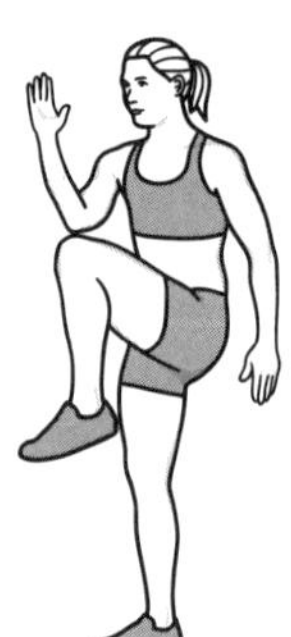

1 Knieheben

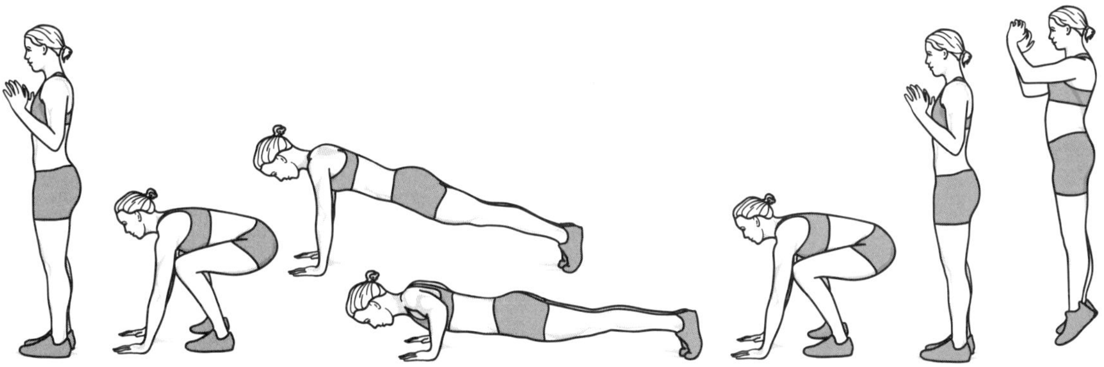

2 Burpee

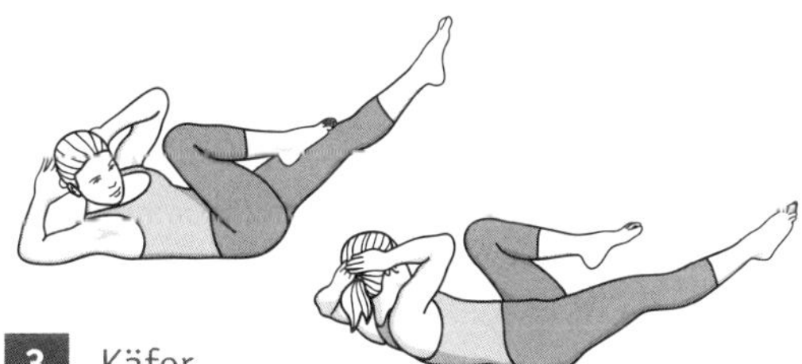

3 Käfer

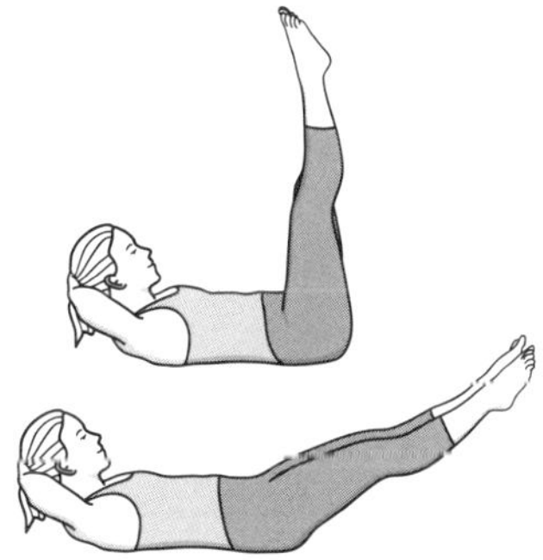

4 Beine senken

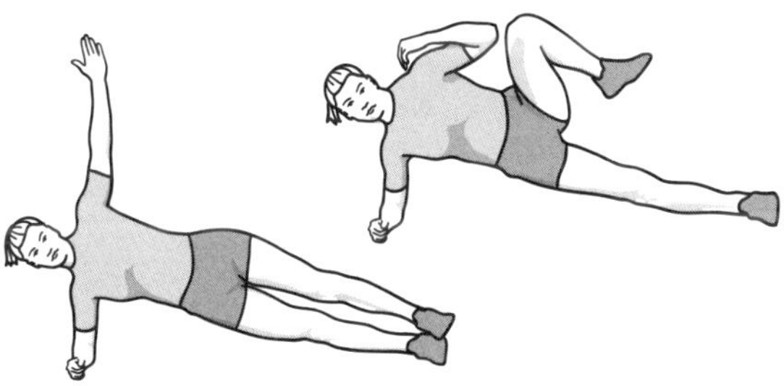

5 Seitstütz mit Crunch

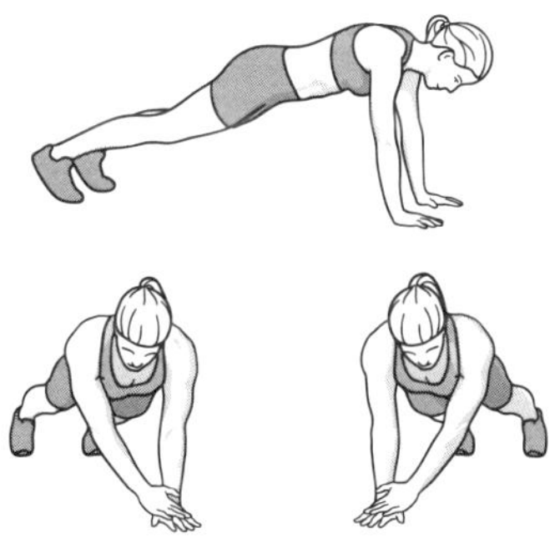

6 Wandern im Stütz

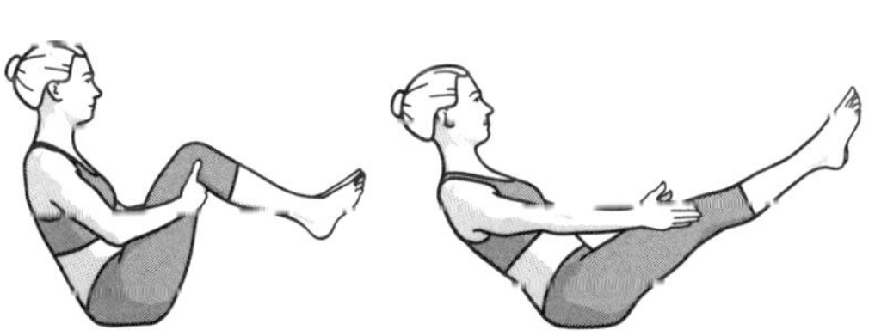

7 Boot

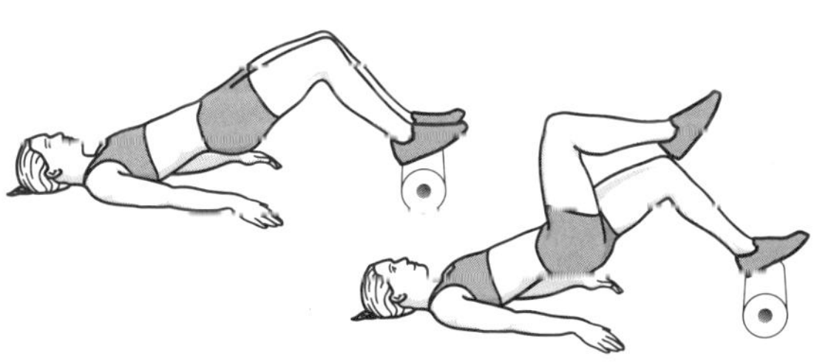

8 Einbeiniges Beckenheben mit Rolle

38 HIIT für den ganzen Körper 6

Trainingsdauer: 45 Minuten
Workoutrunden: 4
Benötigte Hilfsmittel: Klimmzugstange, Handtuch

1 2 **3**

	Übungen	Belastungszeit	Pause in Sek.	Intensität	Seite
1	Hampelmann	45 Sek.	20	2	121
2	Bergsteiger	45 Sek.	20	3	123
3	Kniebeugensprung	45 Sek.	20	2	122
4	Hängendes Klappmesser	45 Sek.	20	3	131
5	Unterarmstütz mit Seitcrunch	45 Sek. im Wechsel	20	3	128
6	Gleitender seitlicher Ausfallschritt	45 Sek. pro Seite	20	2	133
7	Gleitender Ausfallschritt	45 Sek. pro Seite	20	2	133
8	Spiderman-Liegestütz	45 Sek.	20	3	124

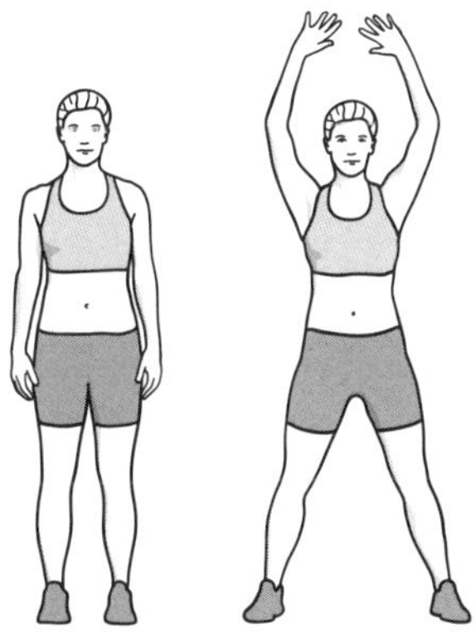

1 Hampelmann

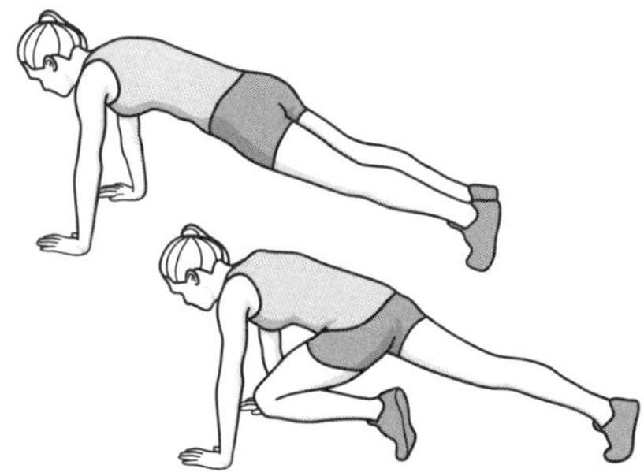

2 Bergsteiger

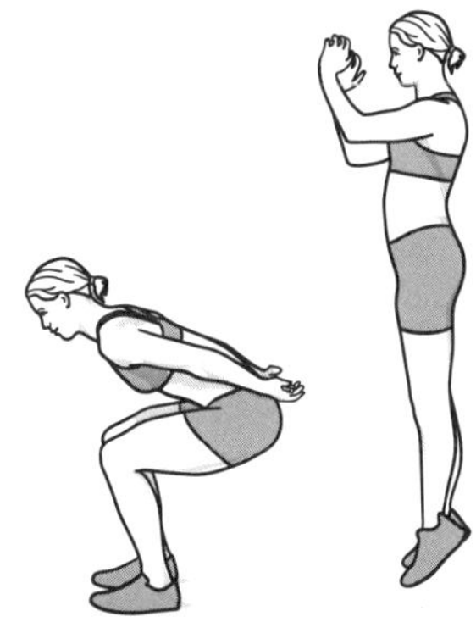

3 Kniebeugensprung

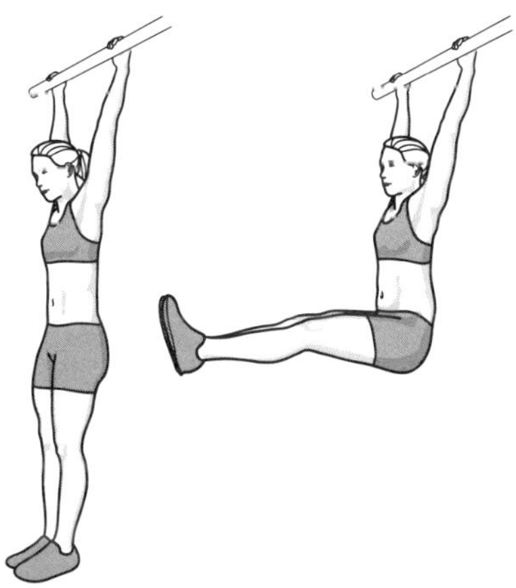

4 Hängendes Klappmesser

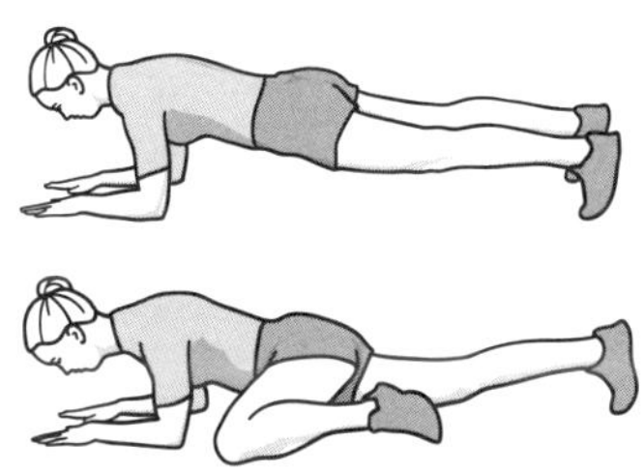

5 Unterarmstütz mit Seitcrunch

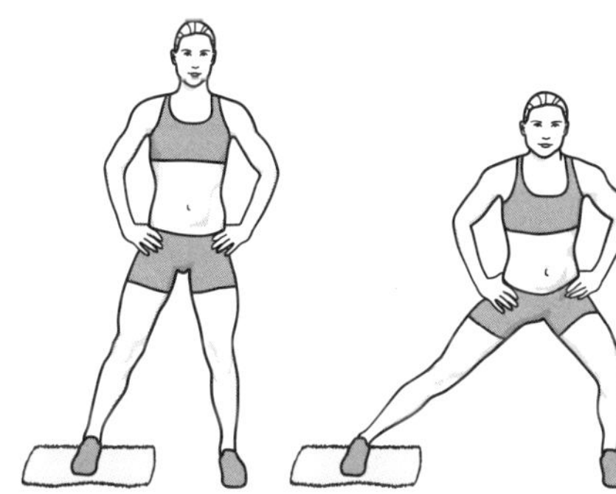

6 Gleitender seitlicher Ausfallschritt

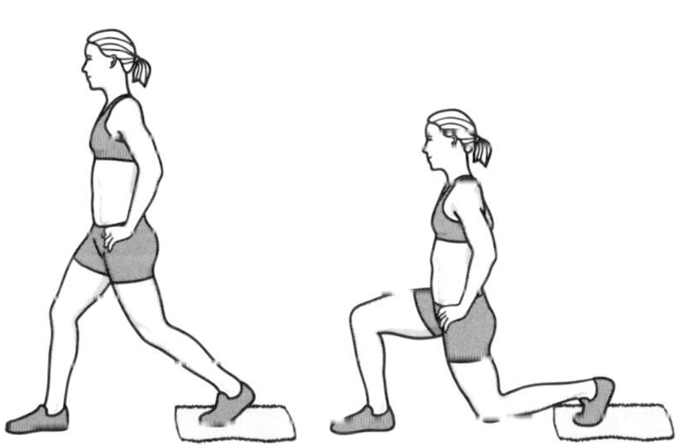

7 Gleitender Ausfallschritt

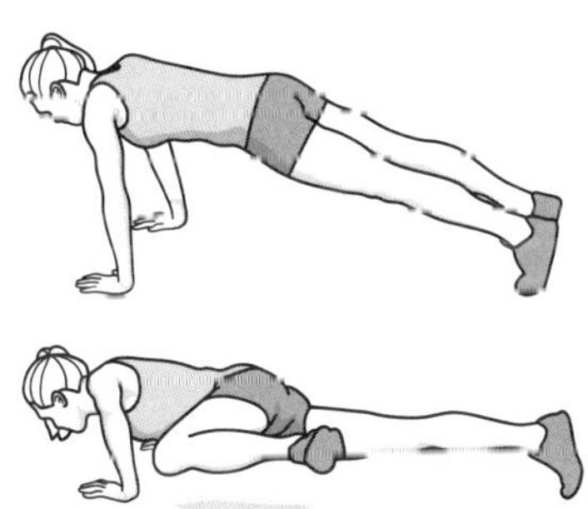

8 Spiderman-Liegestütz

39 HIIT für Beine und Po 1

Trainingsdauer: 20 Minuten
Workoutrunden: 3
Benötigtes Hilfsmittel: Faszienrolle

1 2 3

	Übungen	Belastungszeit	Pause in Sek.	Intensität	Seite
1	Kniebeugensprung	30 Sek.	20	2	122
2	Wechselsprung	30 Sek.	20	1	121
3	Beckenheben mit Füßen auf Rolle	30 Sek.	20	2	134
4	Tor	30 Sek. pro Seite	20	2	142
5	Kickback	30 Sek. pro Seite	20	1	134
6	Sumo-Kniebeuge	30 Sek.	20	1	132
7	Wandsitzen	30 Sek.	20	1	132

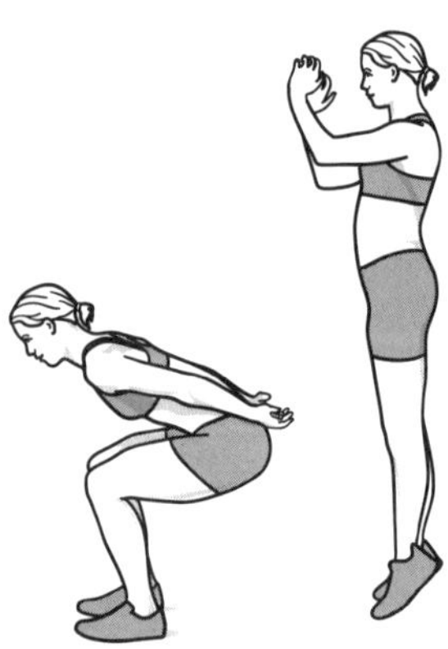

1 Kniebeugensprung

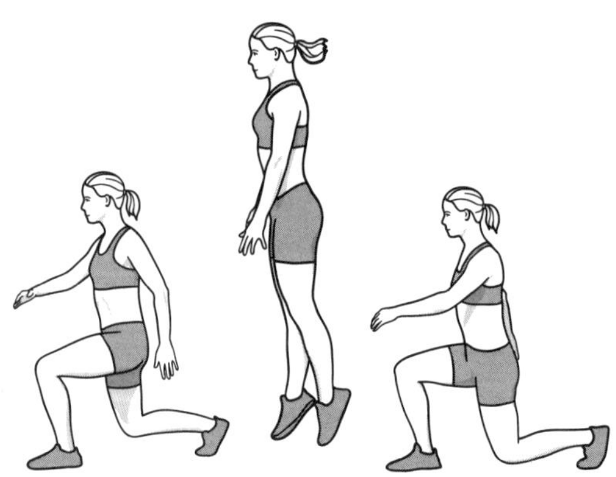

2 Wechselsprung

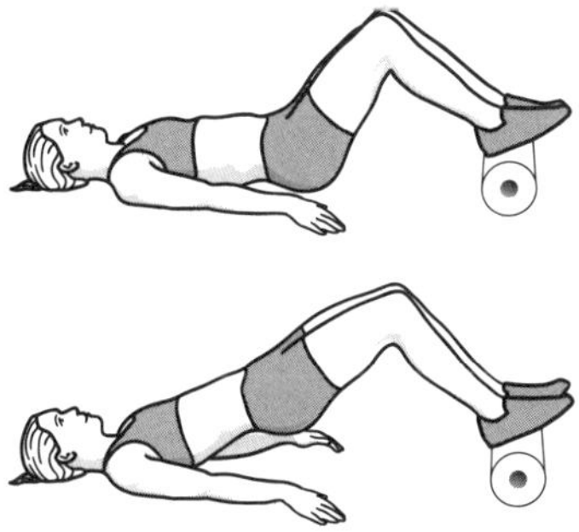

3 Beckenheben mit Füßen auf Rolle

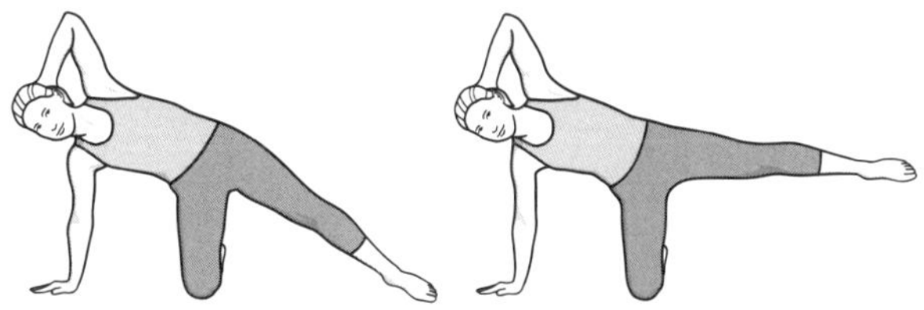

4 Tor

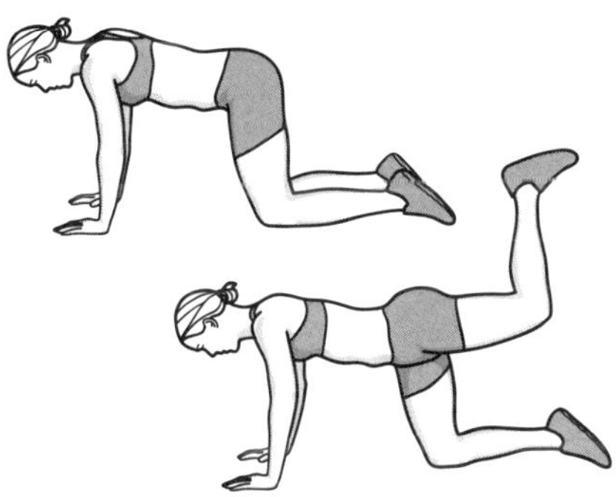

5 Kickback

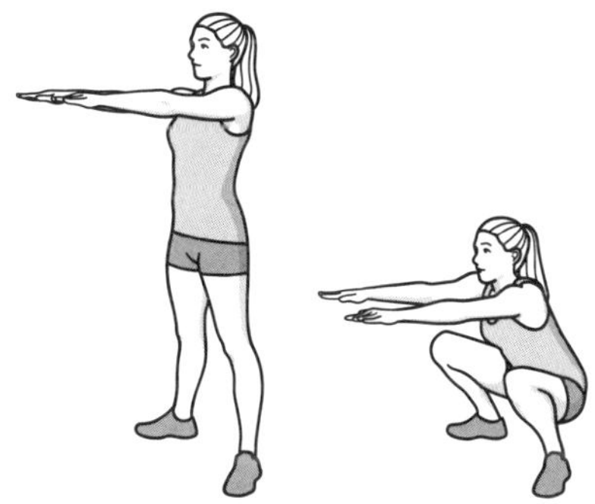

6 Sumo-Kniebeuge

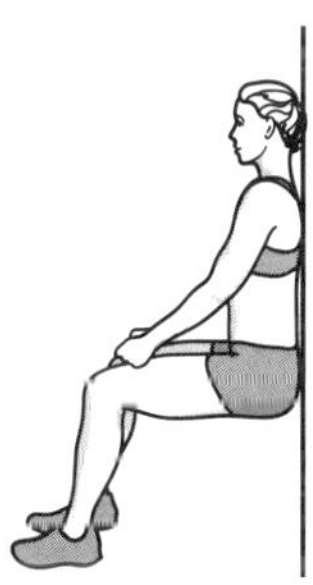

7 Wandsitzen

40 HIIT für Beine und Po 2

Trainingsdauer: 40 Minuten
Workoutrunden: 3
Benötigte Hilfsmittel: Faszienrolle, Handtuch

1 2 **3**

	Übungen	Belastungszeit	Pause in Sek.	Intensität	Seite
1	Knieheben	45 Sek.	20	1	120
2	Seitlicher Wechselsprung	45 Sek.	20	1	121
3	Kniebeugensprung	45 Sek.	20	2	122
4	Einbeiniges Beckenheben mit Rolle	45 Sek. pro Seite	20	3	135
5	Gleitender seitlicher Ausfallschritt	45 Sek. pro Seite	20	2	133
6	Adduktion aus der Seitenlage	45 Sek. pro Seite	20	1	142
7	Ausfallschritt	45 Sek. pro Seite	20	1	133
8	Burpee	45 Sek.	20	3	122

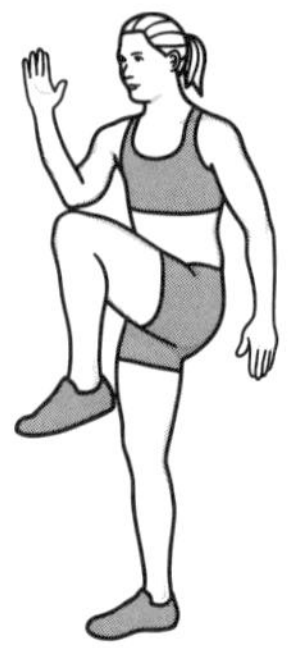

1 Knieheben

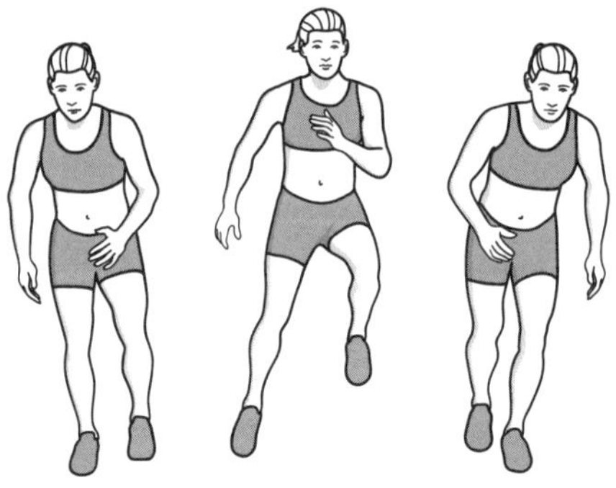

2 Seitlicher Wechselsprung

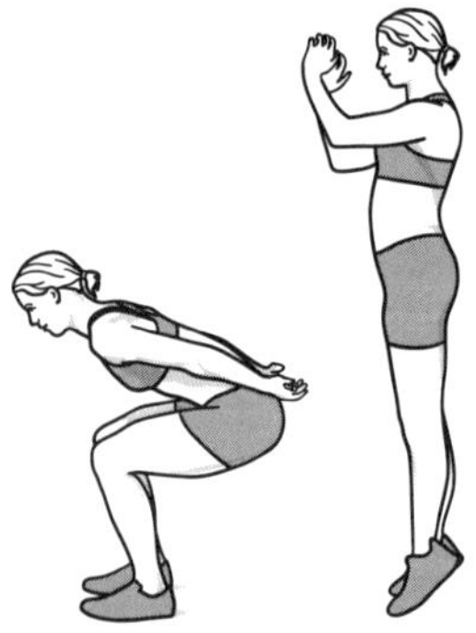

3 Kniebeugensprung

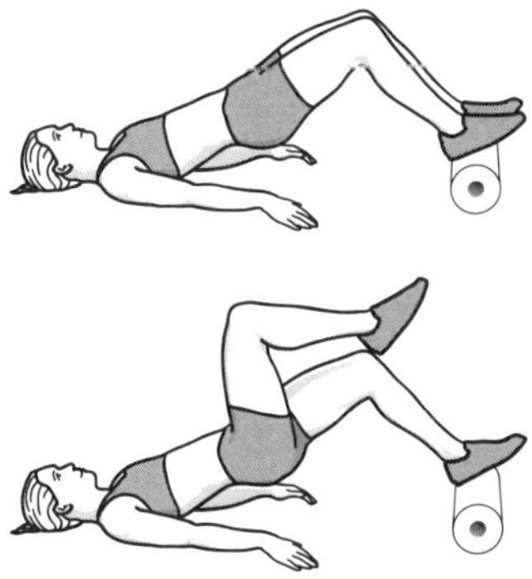

4 Einbeiniges Beckenheben mit Rolle

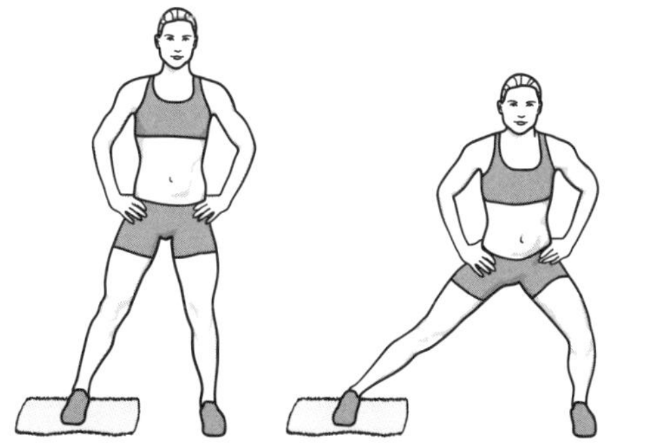

5 Gleitender seitlicher Ausfallschritt

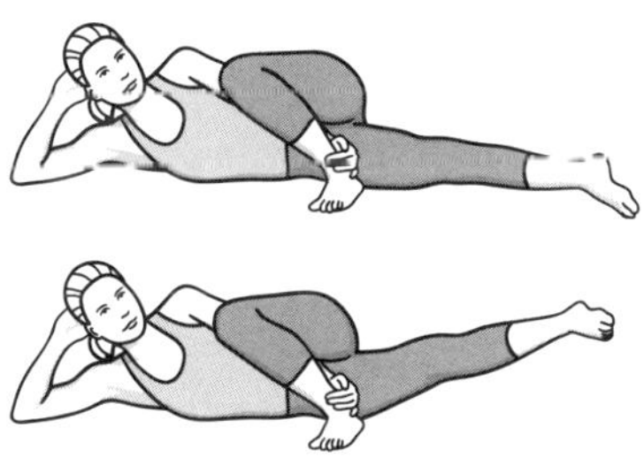

6 Adduktion aus der Seitenlage

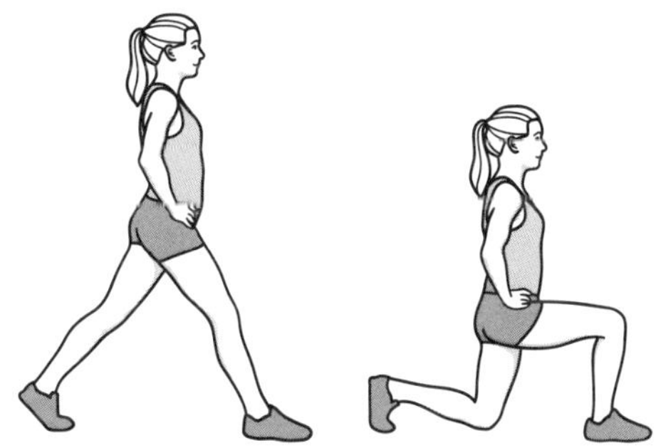

7 Ausfallschritt

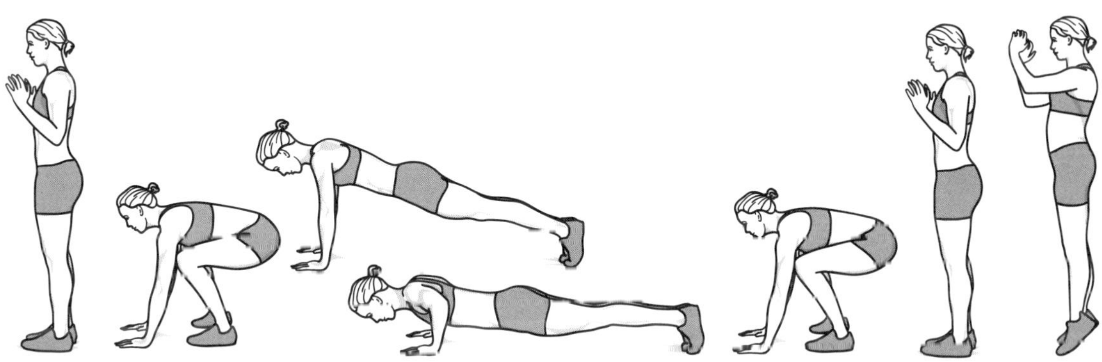

8 Burpee

41 HIIT für Rumpf und Arme 1

Trainingsdauer: 25 Minuten
Workoutrunden: 3
Benötigtes Hilfsmittel: stabile Kiste oder Box

	Übungen	Belastungszeit	Pause in Sek.	Intensität	Seite
1	Vierfüßlerstand mit Crunch	30 Sek. pro Seite	20	1	126
2	Dip	30 Sek.	20	1	125
3	Liegestütz	30 Sek.	20	2	124
4	Paddeln in Bauchlage	30 Sek.	20	1	123
5	Unterarmstütz	30 Sek.	20	2	127
6	Dynamischer Seitstütz	30 Sek. pro Seite	20	2	129
7	Die Hundert	30 Sek.	20	2	140

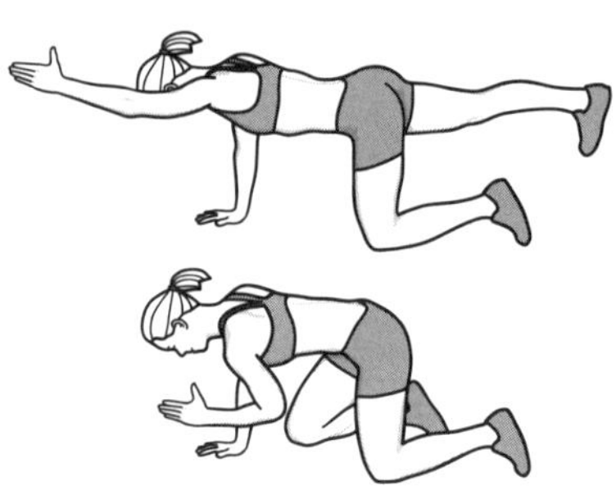

1 Vierfüßlerstand mit Crunch

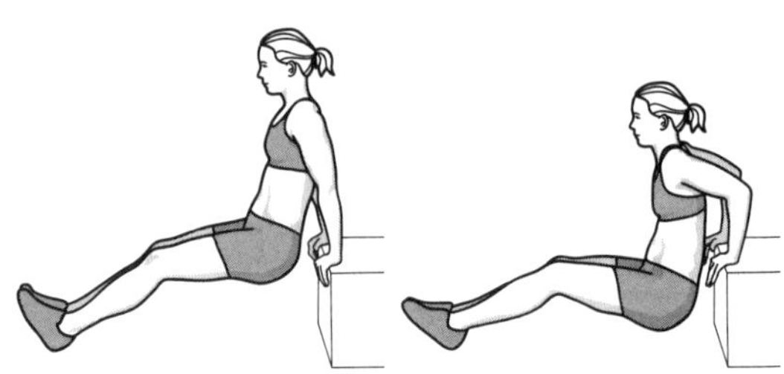

2 Dip

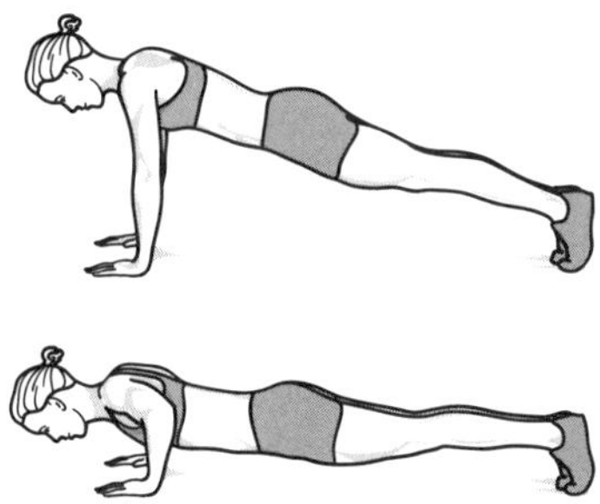

3 Liegestütz

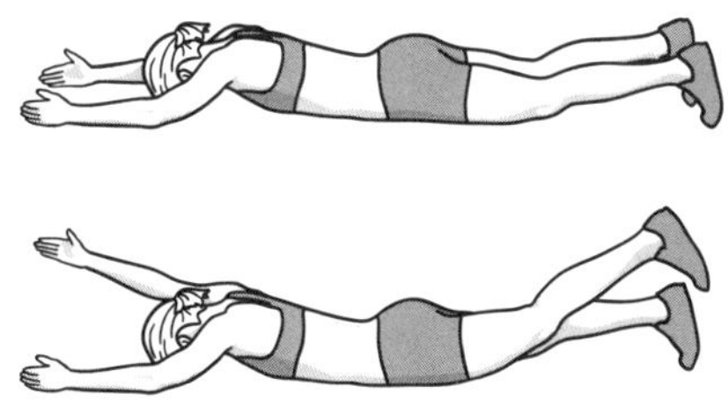

4 Paddeln in Bauchlage

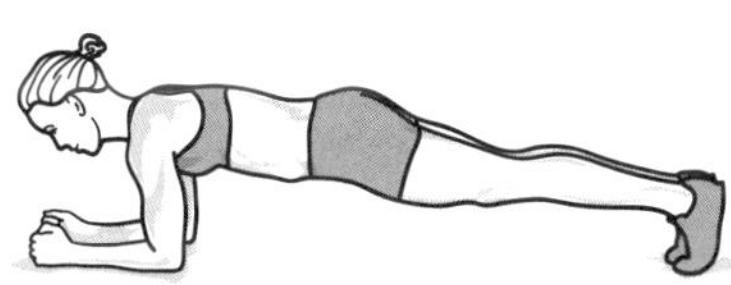

5 Unterarmstütz

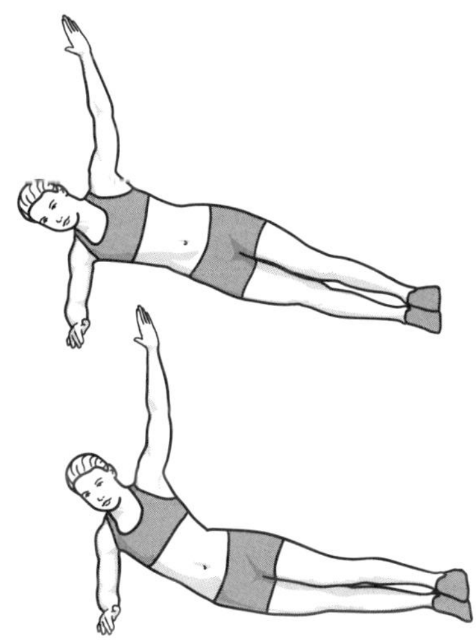

6 Dynamischer Seitstütz

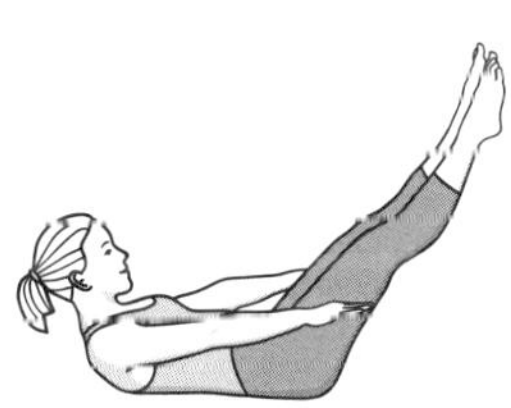

7 Die Hundert

42 HIIT für Rumpf und Arme 2

Trainingsdauer: 30 Minuten
Workoutrunden: 3
Benötigtes Hilfsmittel: Tisch

1 2 **3**

	Übungen	Belastungszeit	Pause in Sek.	Intensität	Seite
1	Umgedrehtes V – Planke	45 Sek.	20	2	136
2	Spiderman-Liegestütz	45 Sek.	20	3	124
3	Unterarmstütz mit Arm- und Beinheben	45 Sek.	20	3	127
4	Wandern im Stütz	45 Sek.	20	3	128
5	Über-Kopf-Ziehen in Bauchlage	45 Sek.	20	1	125
6	Seitstütz mit Crunch	45 Sek. pro Seite	20	3	129
7	Burpee	45 Sek.	20	3	122
8	Rudern am Tisch	45 Sek.	20	1	125

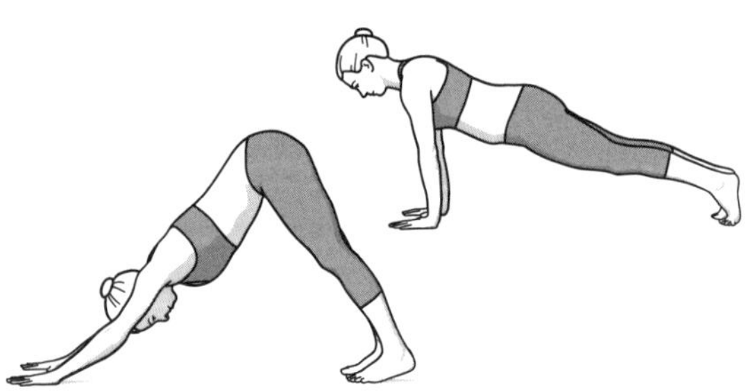

1 Umgedrehtes V – Planke

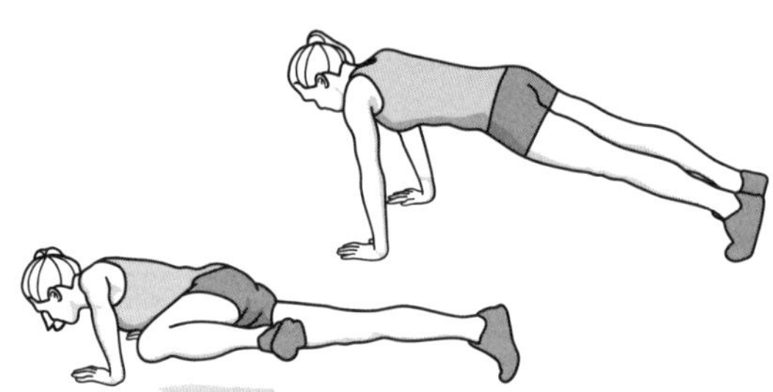

2 Spiderman-Liegestütz

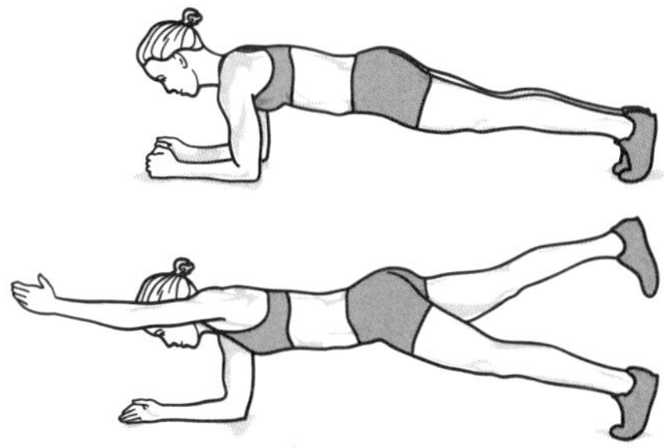

3 Unterarmstütz mit Arm- und Beinheben

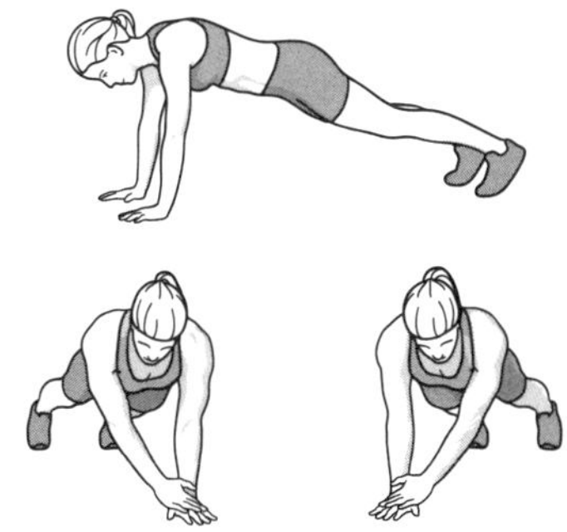

4 Wandern im Stütz

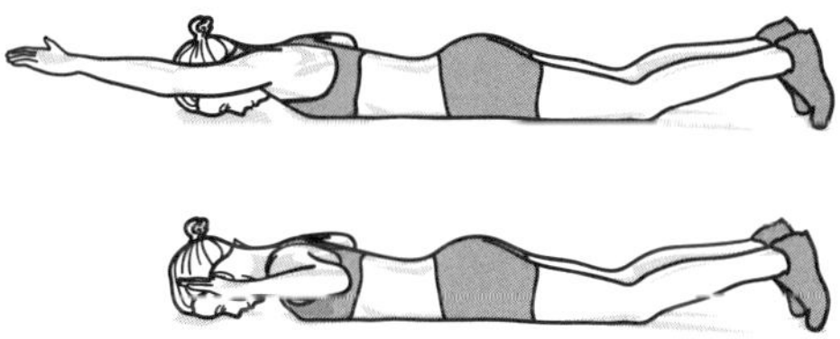

5 Über-Kopf-Ziehen in Bauchlage

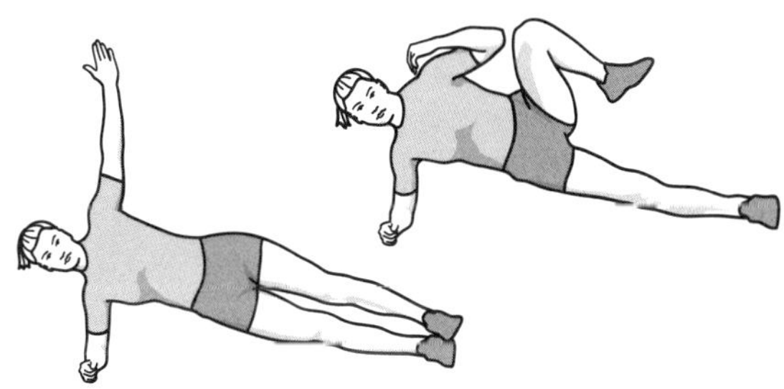

6 Seitstütz mit Crunch

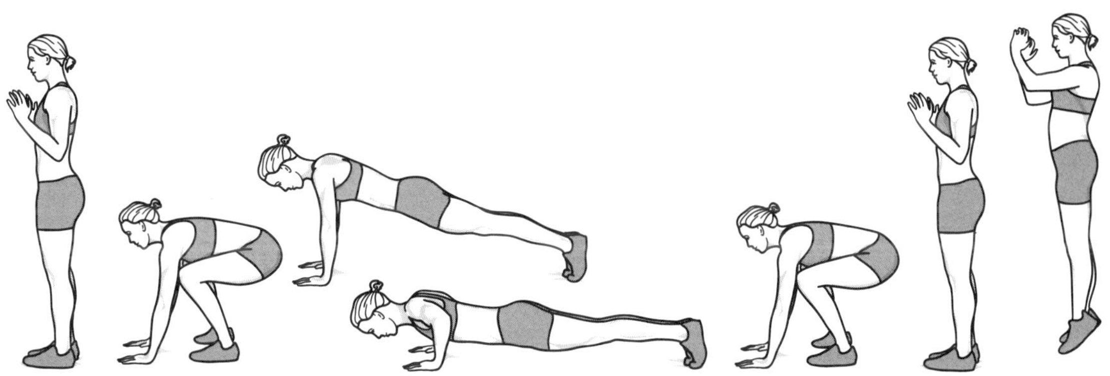

7 Burpee

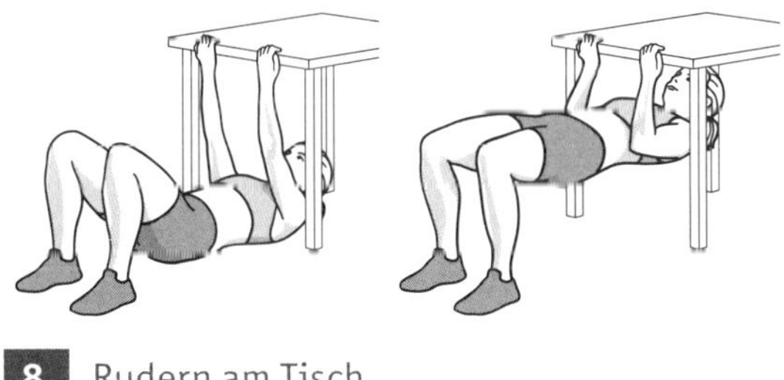

8 Rudern am Tisch

43 Quick Fatburner 1

Trainingsdauer: 15–20 Minuten
Workoutrunden: 3–4
Benötigte Hilfsmittel: Sprungseil, stabile Kiste oder Box

1 2 3

	Übungen	Belastungszeit	Pause in Sek.	Intensität	Seite
1	Seilspringen	60 Sek.	20	2	120
2	Wechselsprung	60 Sek.	20	1	121
3	Liegestütz mit abgelegten Knien	60 Sek.	20	1	124
4	Bergsteiger mit Erhöhung	60 Sek.	20	2	123

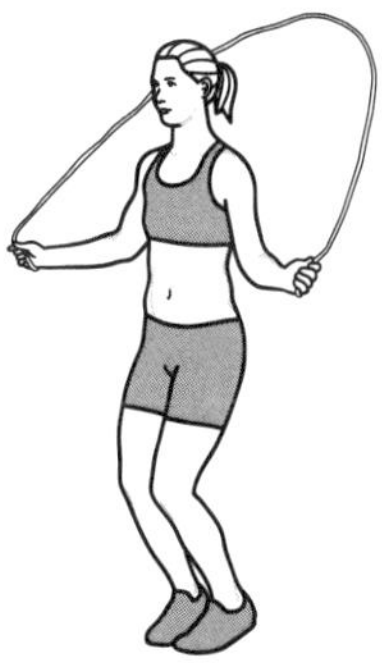

1 Seilspringen

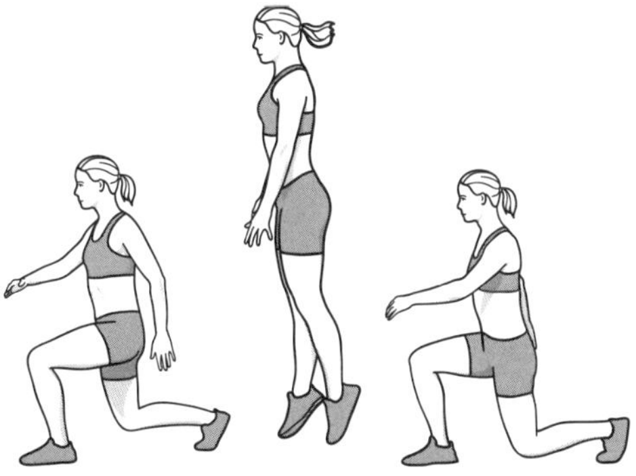

2 Wechselsprung

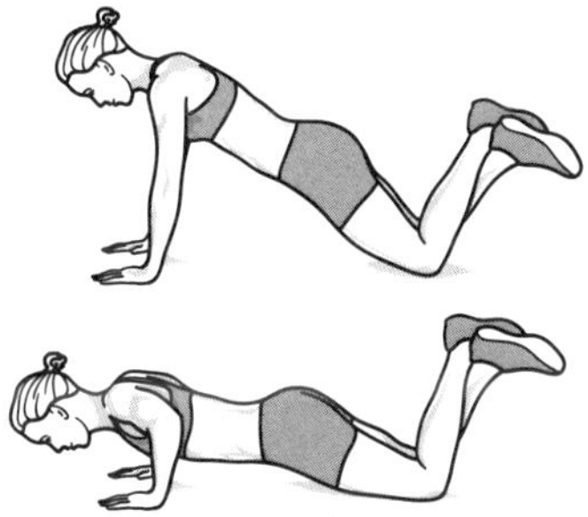

3 Liegestütz mit abgelegten Knien

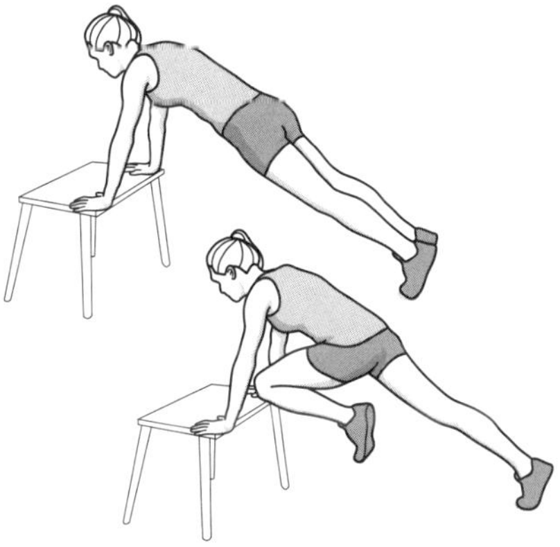

4 Bergsteiger mit Erhöhung

44 Quick Fatburner 2

Trainingsdauer: 15 Minuten
Workoutrunden: 4

1 **2** 3

	Übungen	Belastungszeit	Pause in Sek.	Intensität	Seite
1	Hampelmann	30 Sek.	20	1	121
2	Kniebeugensprung	30 Sek.	20	1	122
3	Käfer	30 Sek.	20	1	140
4	Paddeln in Bauchlage	30 Sek.	20	1	123

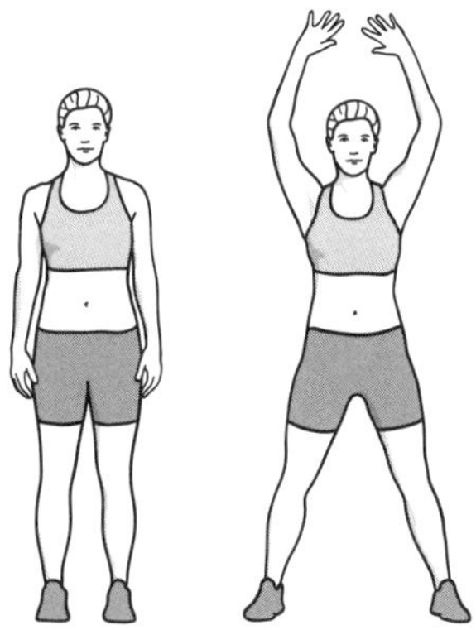

1 Hampelmann

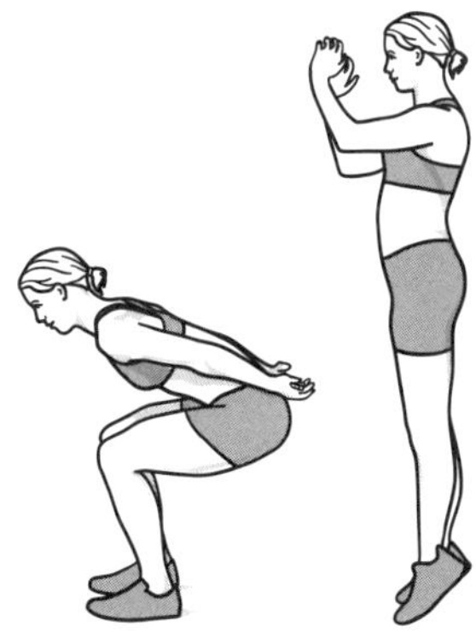

2 Kniebeugensprung

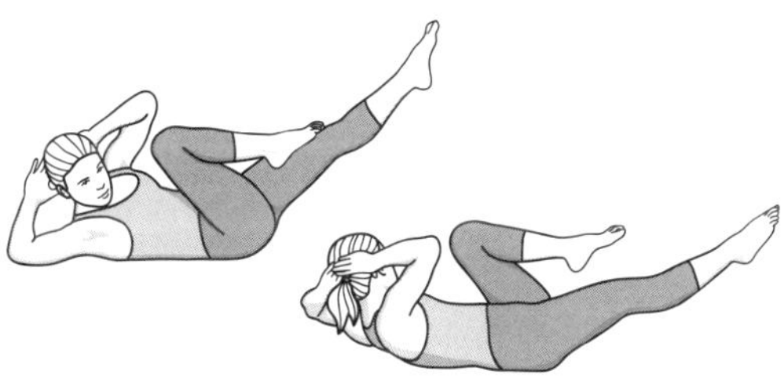

3 Käfer

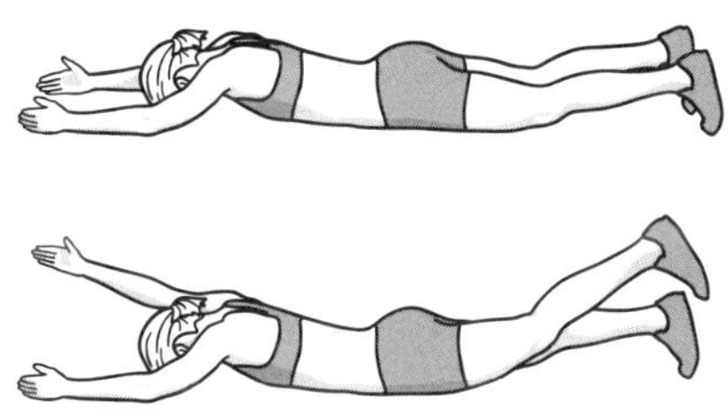

4 Paddeln in Bauchlage

45 Quick Fatburner 3

Trainingsdauer: 20 Minuten
Workoutrunden: 4

1 2 3

	Übungen	Belastungszeit	Pause in Sek.	Intensität	Seite
1	Burpee	60 Sek.	20	3	122
2	Wechselsprung	60 Sek.	20	1	121
3	Liegestütz	60 Sek.	20	3	124
4	Hampelmann	60 Sek.	20	1	121

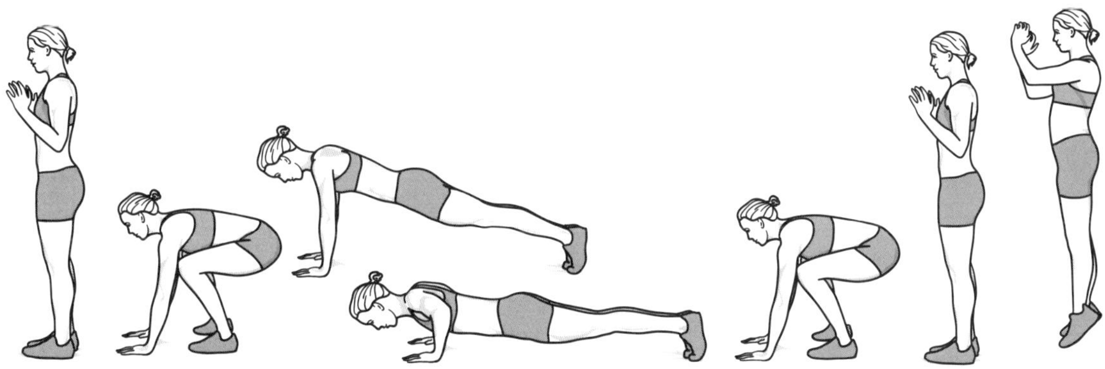

1 Burpee

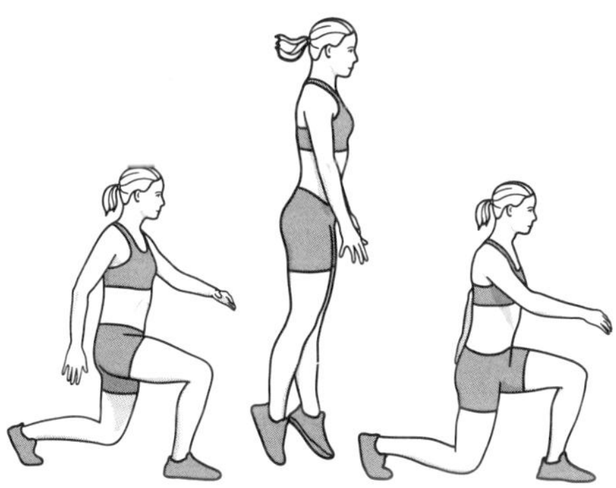

2 Wechselsprung

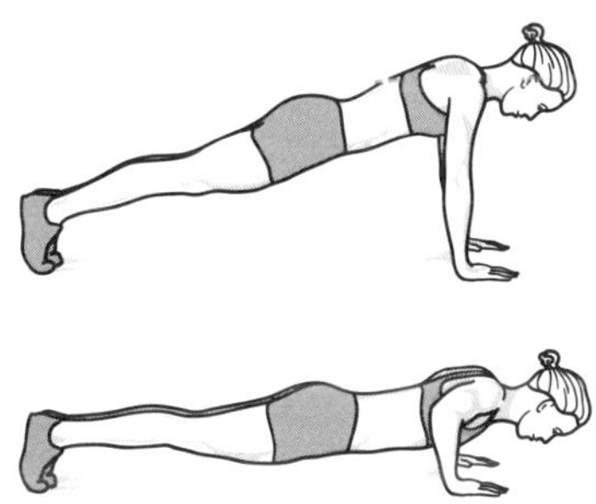

3 Liegestütz

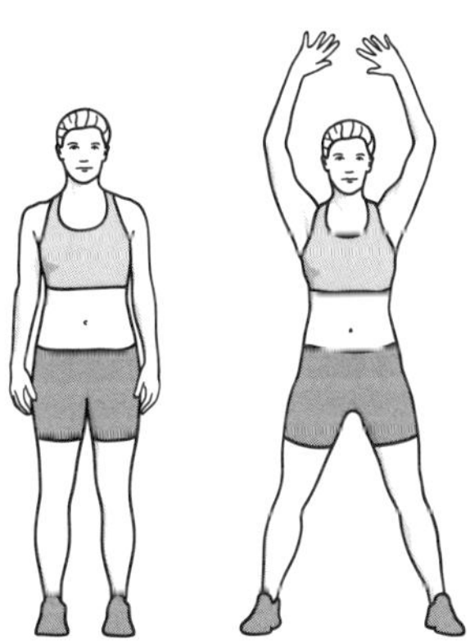

4 Hampelmann

46 Quick Fatburner 4

Trainingsdauer: 20 Minuten
Workoutrunden: 4

1 2 **3**

	Übungen	Belastungszeit	Pause in Sek.	Intensität	Seite
1	Bergsteiger	60 Sek.	20	3	123
2	Hampelmann	60 Sek.	20	2	121
3	Burpee	60 Sek.	20	3	122
4	Wagenrad	60 Sek.	20	3	141

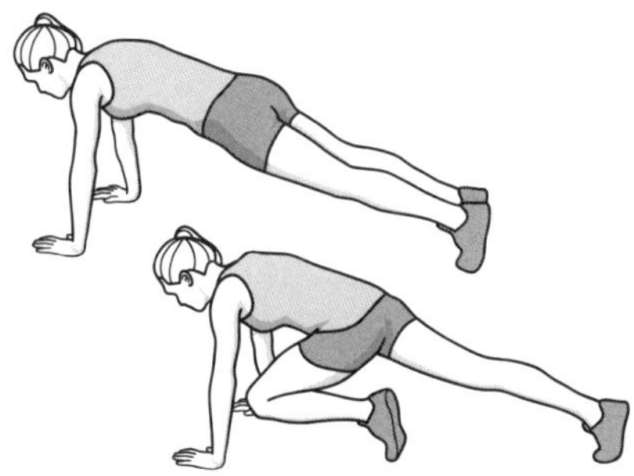

1 Bergsteiger

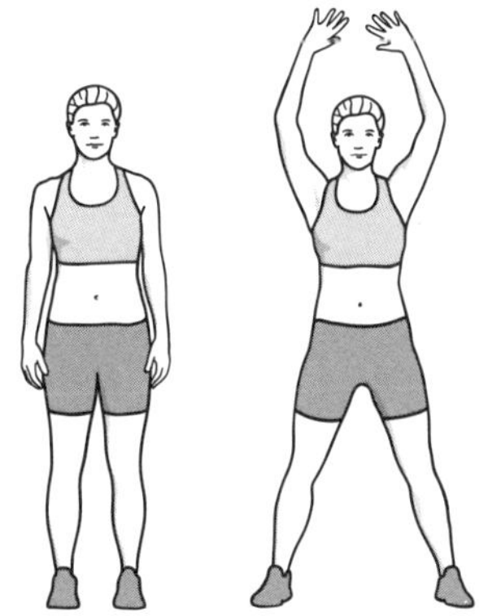

2 Hampelmann

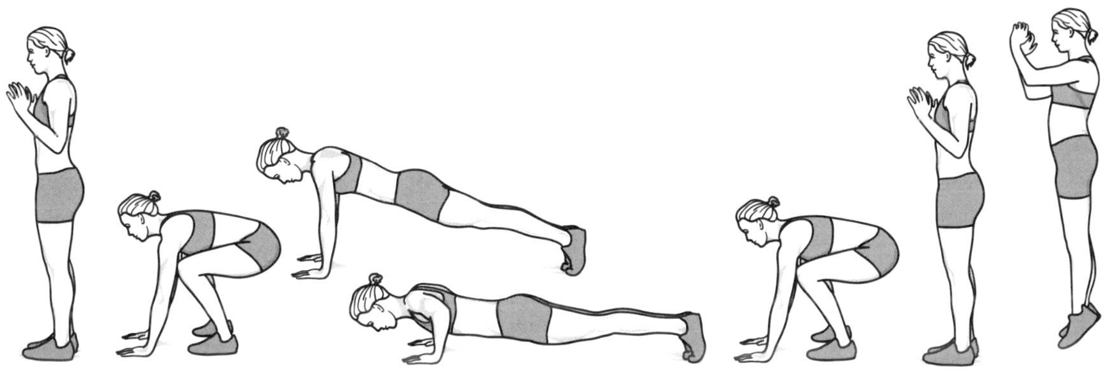

3 Burpee

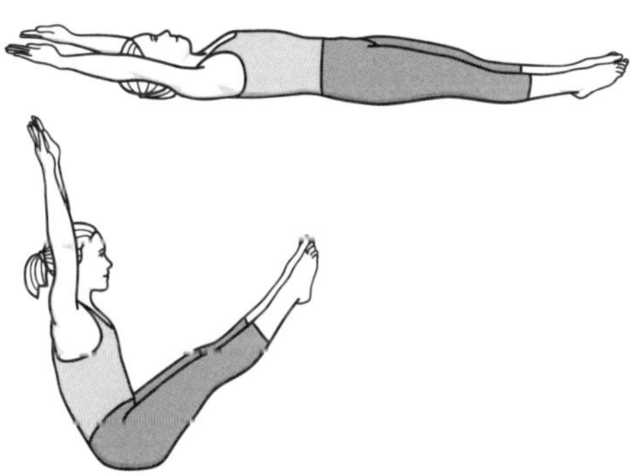

4 Wagenrad

47 Poweryoga 1

Trainingsdauer: 25 Minuten

1 2 3

	Übungen	Belastung in Atemzügen (Einatmen = E und Ausatmen = A)	Pause in Atem-zügen	Sätze	Intensität	Seite
1	Vierfüßlerstand mit Crunch	10 pro Seite E: strecken A: Crunch	5	1	1	126
2	Vierfüßlerstand mit angehobenen Knien	10	5	3	1	126
3	Kobra	10 E: anheben A: absenken	5	3	1	136
4	Umgedrehtes V – Planke	10 E: Planke A: umgekehrtes V	5	3	1	136
5	Kraftvoller Krieger	10 pro Seite E: Krieger zur Sonne A: gestreckter Winkel	5	1	1	137
6	Drehender Blitz	10 im Wechsel E: Blitz A: gedrehter Blitz	5	3	1	135

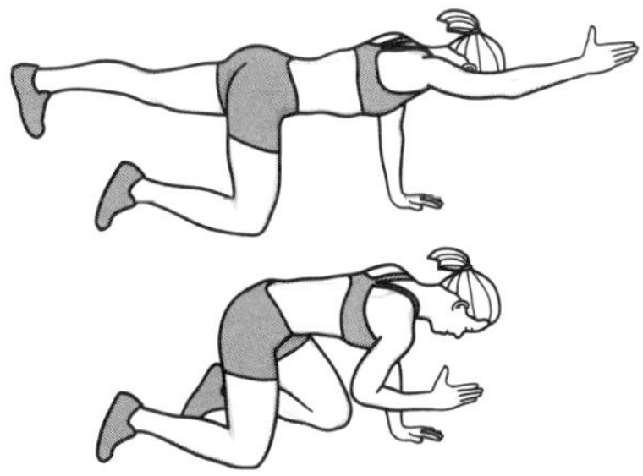

1 Vierfüßlerstand mit Crunch

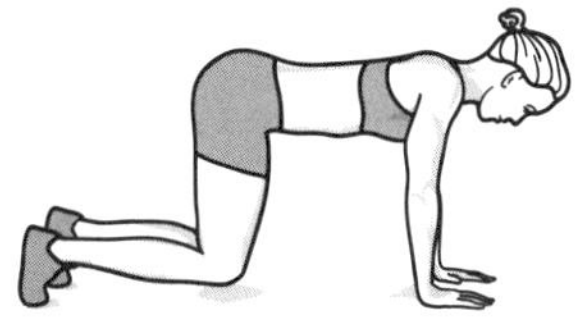

2 Vierfüßlerstand mit angehobenen Knien

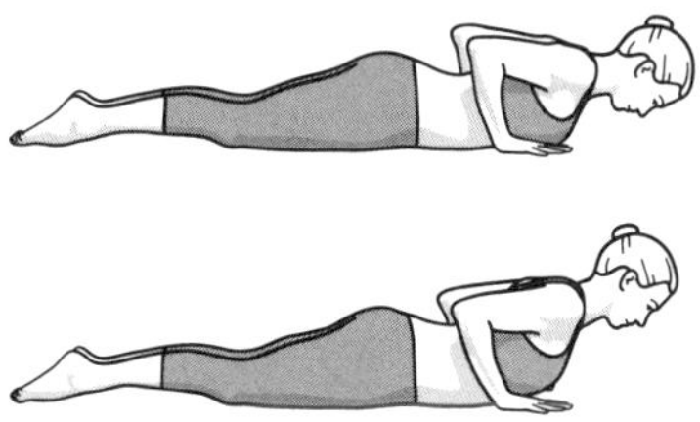

3 Kobra

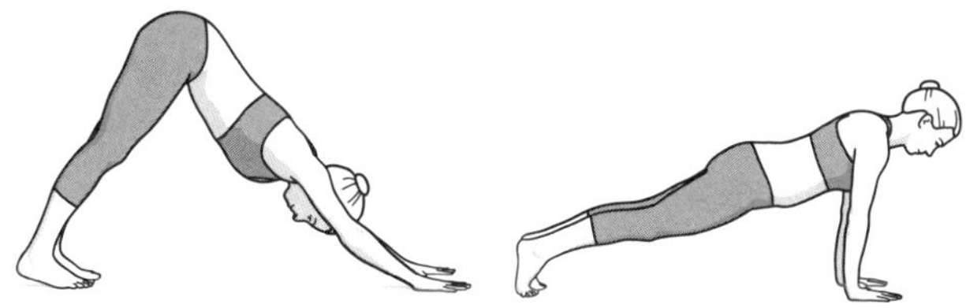

4 Umgedrehtes V Planke

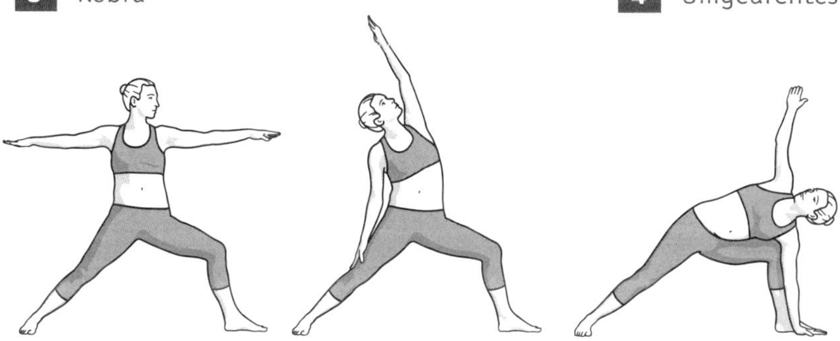

5 Kraftvoller Krieger

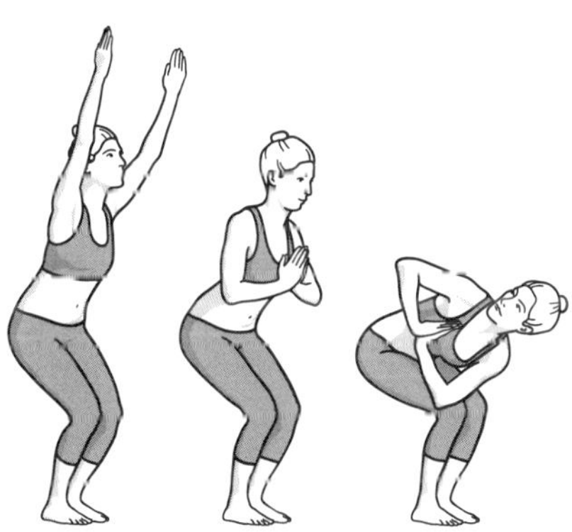

6 Drehender Blitz

48 Poweryoga 2

Trainingsdauer: 30 Minuten

1 **2** 3

	Übungen	Belastung in Atemzügen (Einatmen = E und Ausatmen = A)	Pause in Atemzügen	Sätze	Intensität	Seite
1	Vierfüßlerstand mit Crunch	10 pro Seite E: strecken A: Crunch	5	1	1	126
2	Umgedrehtes V – Planke	10 E: Planke A: umgedrehtes V	5	3	1	136
3	Drehender Blitz	10 im Wechsel E: Blitz A: gedrehter Blitz	5	3	1	135
4	Kraftvoller Krieger	10 pro Seite E: Krieger zur Sonne A: gestreckter Winkel	5	2	1	137
5	Dreieck	10 pro Seite	5	2	2	138
6	Dreibeiniger Hund	10 pro Seite	5	2	2	138
7	Boot	5	5	3	3	139
8	Tänzer	10 pro Seite	5	1	2	139

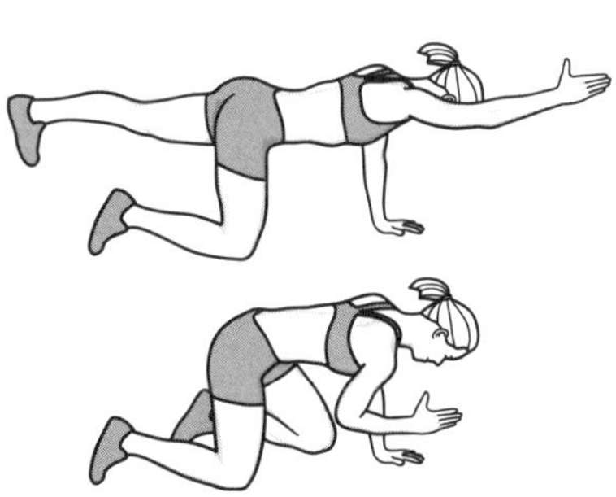

1 Vierfüßlerstand mit Crunch

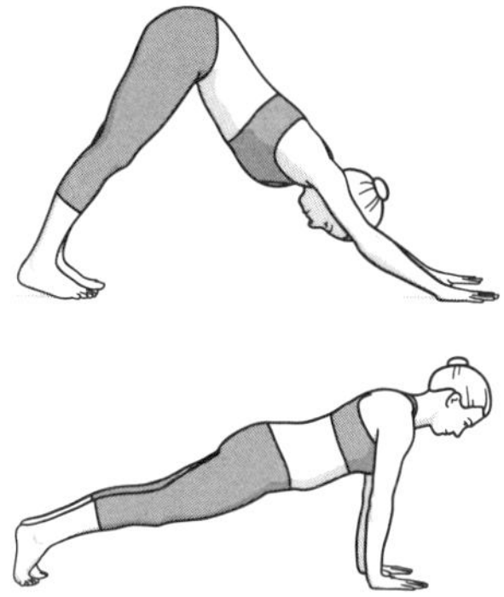

2 Umgedrehtes V – Planke

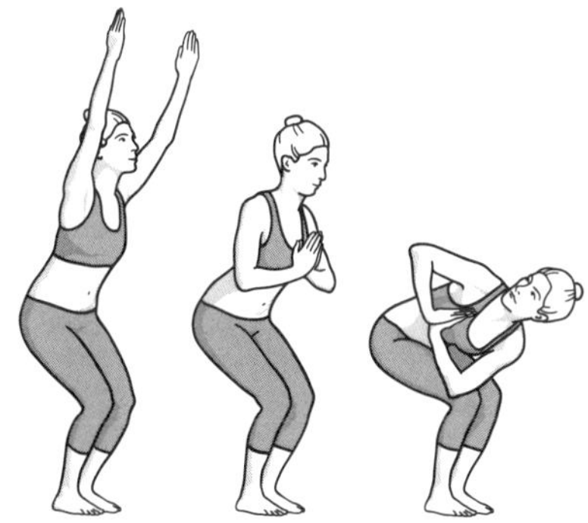

3 Drehender Blitz

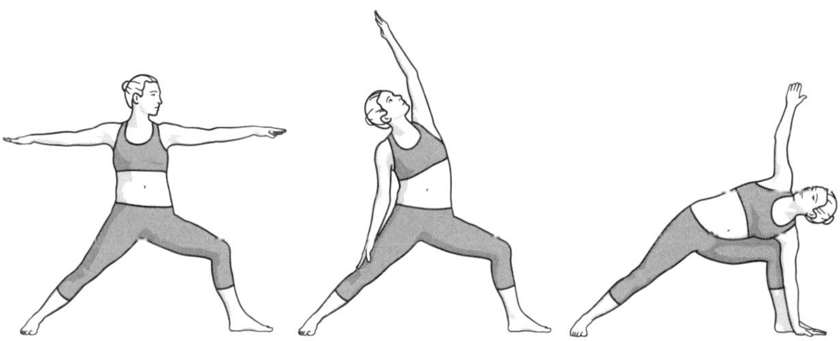

4 Kraftvoller Krieger

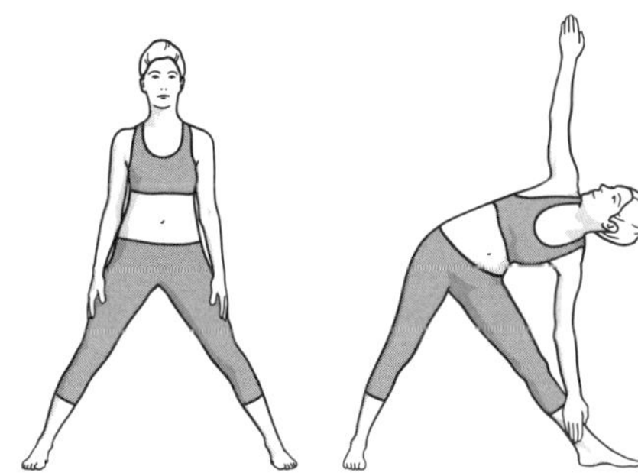

5 Dreieck

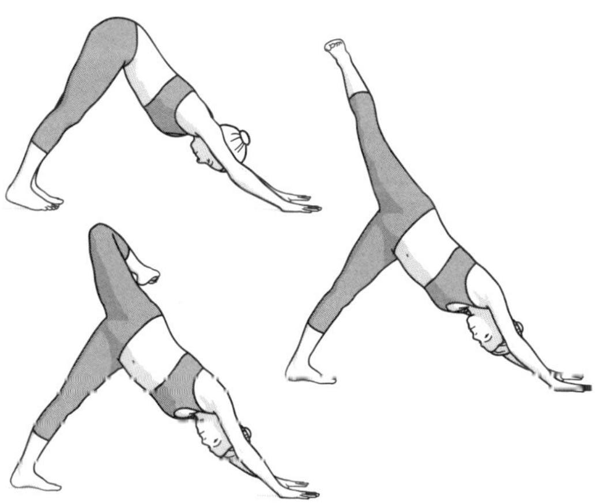

6 Dreibeiniger Hund

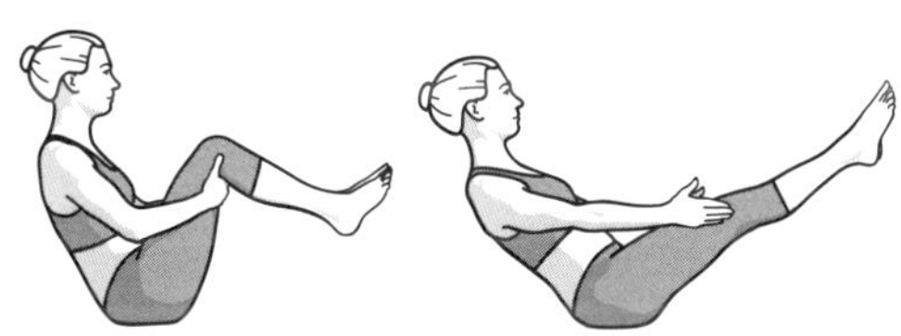

7 Boot

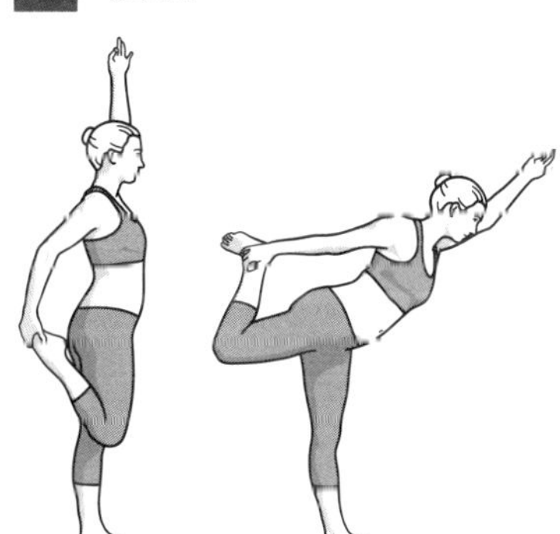

8 Tänzer

49 Pilates 1

Trainingsdauer: 30 Minuten

1 **2** 3

	Übungen	Wiederholungen	Pause in Sek.	Sätze	Intensität	Seite
1	Die Hundert	100	20	1	2	140
2	Wechselseitiges Beinstrecken	20 im Wechsel	20	1	1	130
3	Gedrehter Seitstütz	10 pro Seite	20	1	2	129
4	Adduktion aus der Seitenlage	10 pro Seite	20	1	1	142
5	Abduktion aus der Seitenlage	10 pro Seite	20	1	1	142
6	Umgedrehte Planke mit Beinheben	10 im Wechsel	20	1	2	141
7	Beckenheben	10	20	1	1	134
8	Kickback	10 pro Seite	20	1	1	134

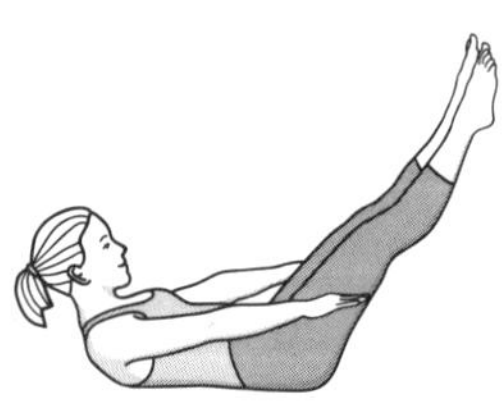

1 Die Hundert

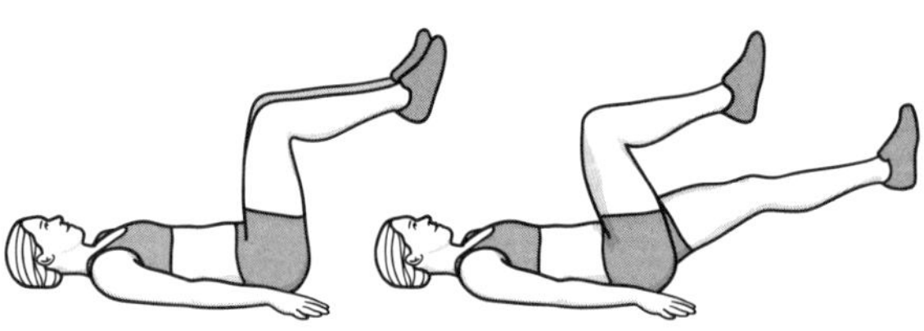

2 Wechselseitiges Beinstrecken

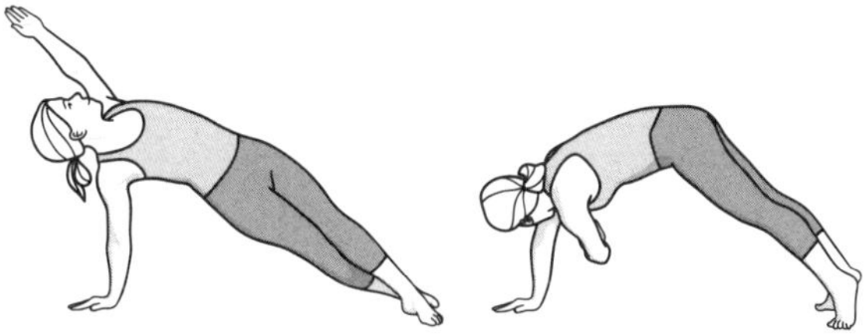

3 Gedrehter Seitstütz

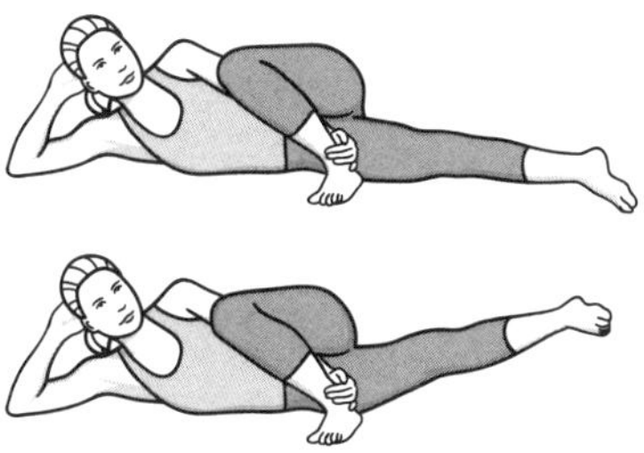

4 Adduktion aus der Seitenlage

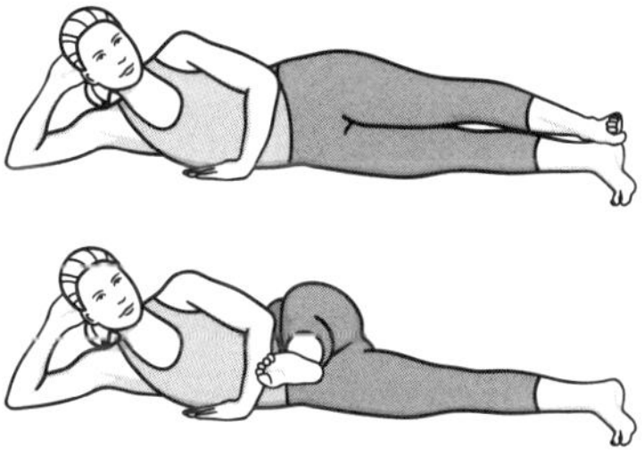

5 Abduktion aus der Seitenlage

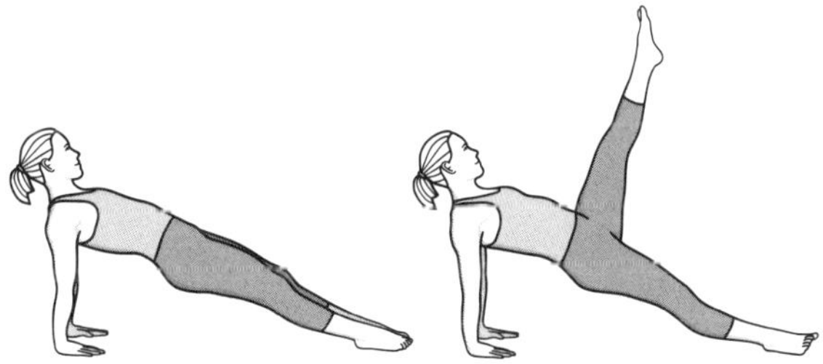

6 Umgedrehte Planke mit Beinheben

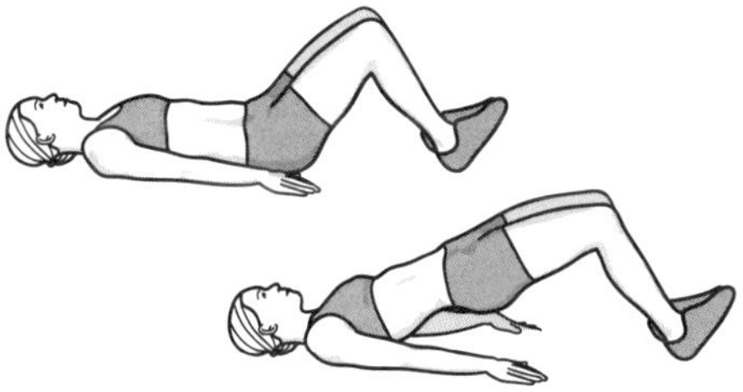

7 Beckenheben

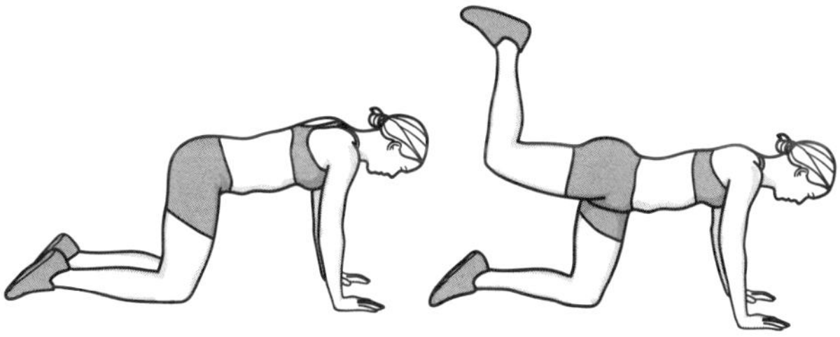

8 Kickback

50 Pilates 2

Trainingsdauer: 30–45 Minuten

	Übungen	Wiederholungen	Pause in Sek.	Sätze	Intensität	Seite
1	Beckenheben	15	20	1	1	134
2	Wagenrad	10	20	1	3	141
3	Käfer	20 im Wechsel	20	1	2	140
4	Umgedrehte Planke mit Beinheben	10 im Wechsel	20	1	2	141
5	Die Hundert	100	20	1	1	140
6	Tor	10 pro Seite	20	1	2	142
7	Adduktion aus der Seitenlage	10 pro Seite	20	1	1	142
8	Beinpendel mit gestreckten Beinen	20 im Wechsel	20	1	1	131
9	Liegestütz	10	20	1	2	124
10	Paddeln in Bauchlage	20 im Wechsel	20	1	1	123

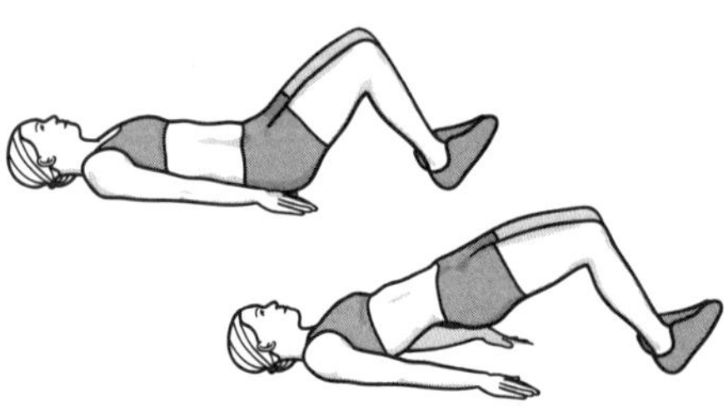

1 Beckenheben

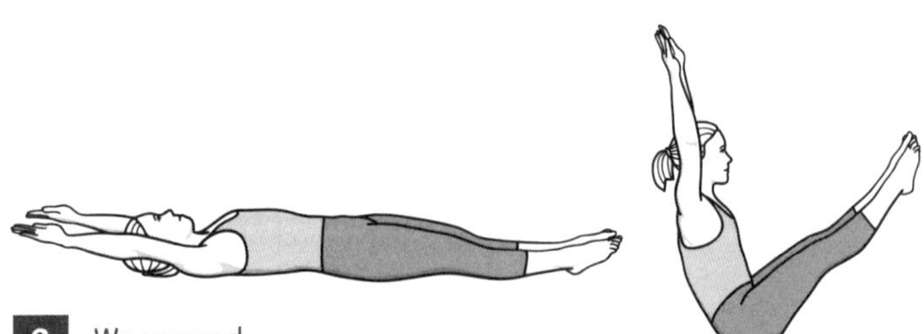

2 Wagenrad

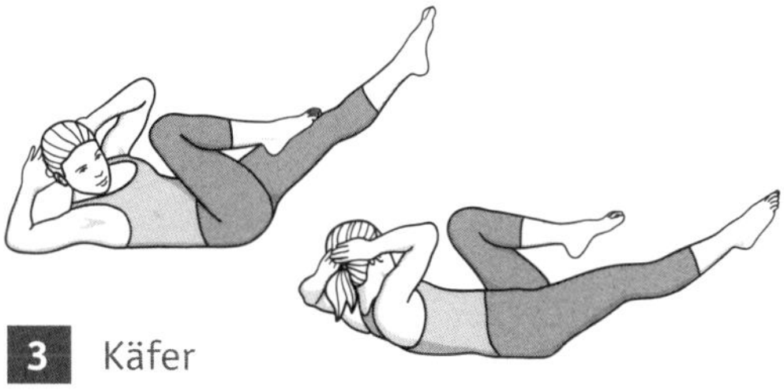

3 Käfer

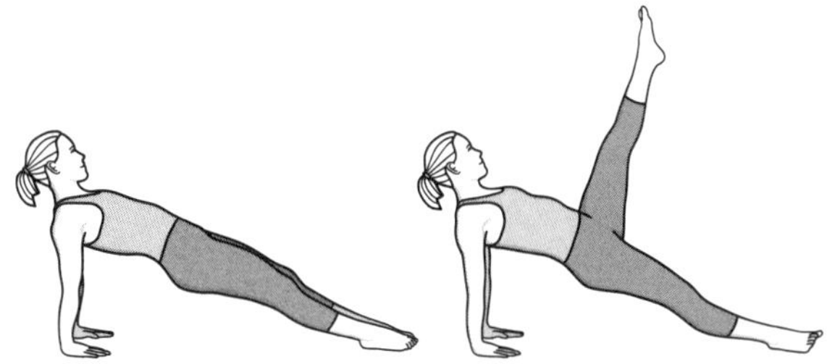

4 Umgedrehte Planke mit Beinheben

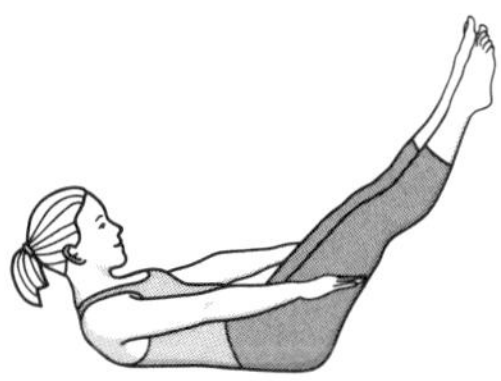

5 Die Hundert

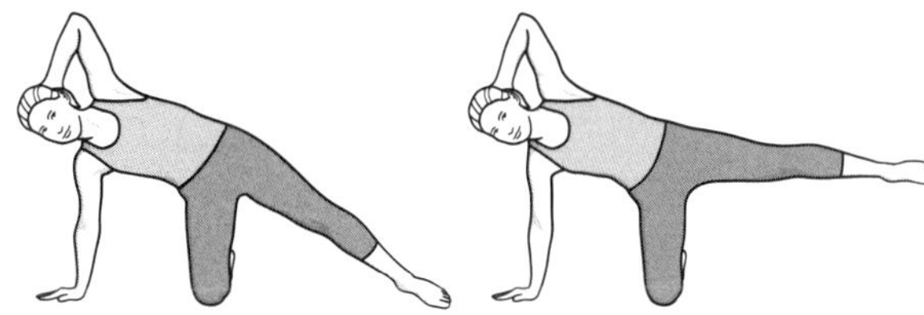

6 Tor

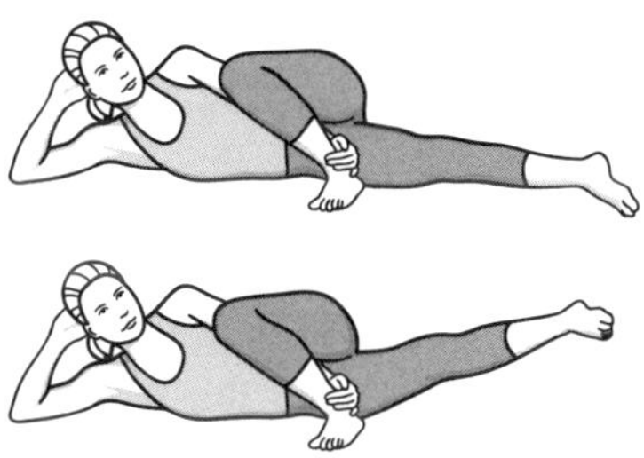

7 Adduktion aus der Seitenlage

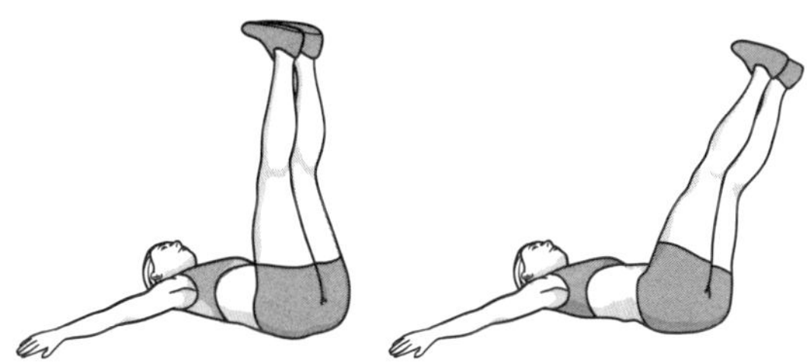

8 Beinpendel mit gestreckten Beinen

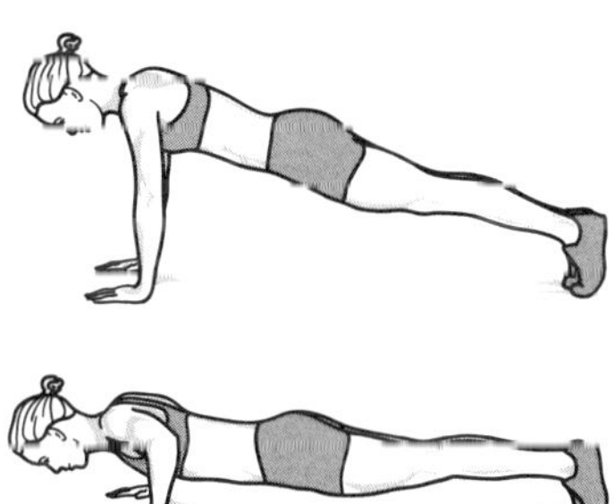

9 Liegestütz

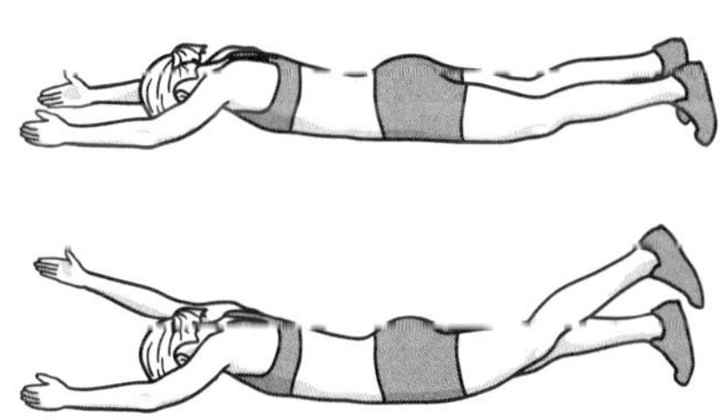

10 Paddeln in Bauchlage

Die Übungen

3

Ausdauerübungen

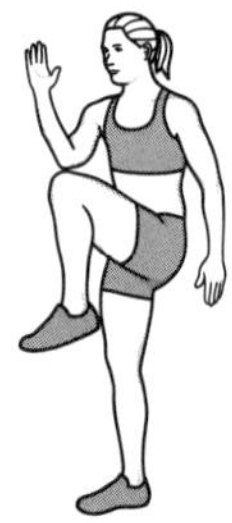

Knieheben

Auf der Stelle zügig gehen oder sprinten. Dabei die Knie so weit wie möglich nach oben ziehen. Die Arme dazu gegengleich mitnehmen. Das Tempo anziehen.

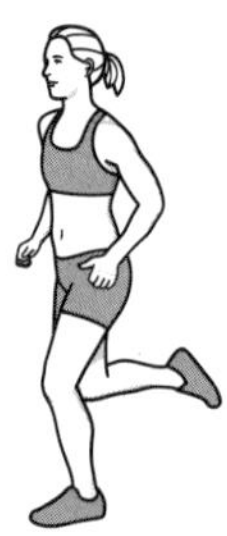

Laufen

Für die Aktivierung des Herz-Kreislauf-Systems eignet sich das lockere Laufen auf der Stelle. Dabei die Arme aktiv mitnehmen und in eine joggingähnliche Bewegung kommen. Das Tempo sukzessive steigern. Das Laufen kann am Platz oder in der Fortbewegung ausgeführt werden.

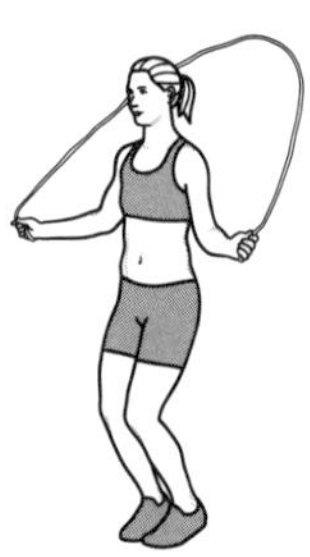

Seilspringen

Im aufrechten Stand die Füße hüftbreit öffnen. Die Seilenden greifen und die Hände mit etwas Abstand vom Körper weghalten. Die Unterarme und Handgelenke kreisen und so das Sprungseil bewegen. Kleine Sprünge über das Seil hinweg ausführen. Das sanfte Federn erfolgt über den Vorderfuß. Gleichzeitig durch Aktivierung der Bauch-, Rücken- und Gesäßmuskulatur Körperspannung aufbauen.

Hinweis: Die Übung kann auch ohne Seil durchgeführt werden.

Hampelmann

1. Im aufrechten Stand die Füße hüftbreit öffnen. Die Arme befinden sich an der Körperaußenseite.
2. In einen mehr als schulterbreiten Stand springen und die Hände über dem Kopf zusammenführen. Im schnellen Wechsel zurück in einen schulterbreiten Stand springen und die Arme wie beschrieben mitbewegen.

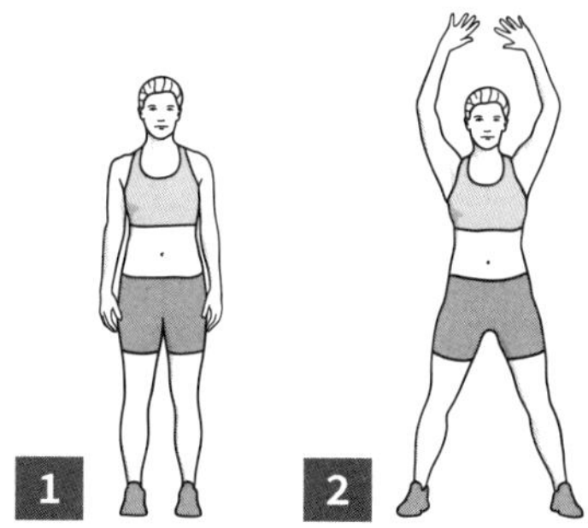

Wechselsprung

1. Einen tiefen Ausfallschritt einnehmen, bei dem sich das hintere Knie knapp über dem Boden befindet. Die Zehen beider Füße zeigen nach vorn. Die hintere Ferse ist angehoben.
2. Kräftig vom Boden abspringen und oben in der Luft die Position der Füße wechseln.
3. Wieder im tiefen Ausfallschritt landen – jetzt ist der andere Fuß vorn. Das Ganze im Wechsel ausführen. Das vordere Knie befindet sich jeweils maximal auf Höhe der Fußspitze des vorderen Fußes oder dahinter.

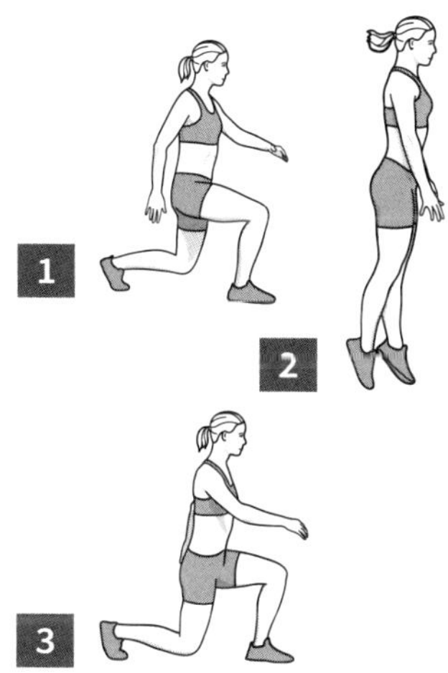

Seitlicher Wechselsprung

1. Im Einbeinstand beginnen. Das Standbein leicht beugen und den Oberkörper etwas nach vorn neigen.
2. Explosiv aus dem Standbein abdrücken und hochspringen.
3. Aus diesem Sprung auf dem anderen Bein landen.

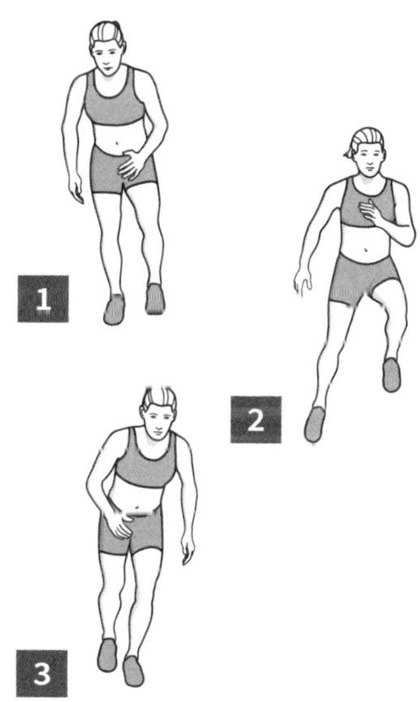

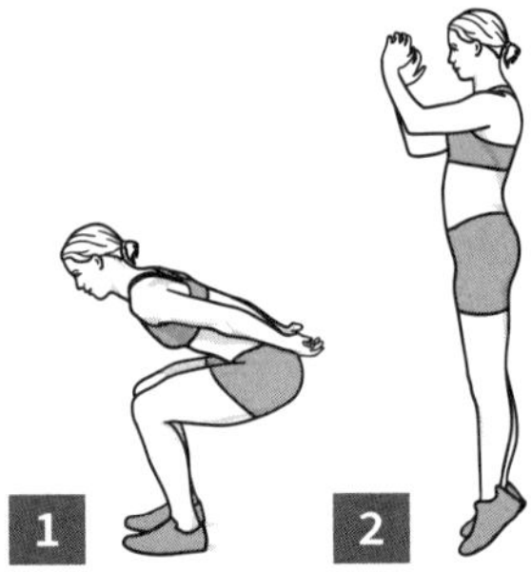

Kniebeugensprung

1. In eine tiefe Kniebeuge kommen, die Arme nach hinten strecken und eng am Körper halten. Der Rücken ist gestreckt, der Blick ist schräg nach vorn zum Boden gerichtet.
2. Aus dieser Position einen Strecksprung ausführen und dabei die Arme mit nach vorn oben nehmen. Sofort wieder in der tiefen Kniebeuge landen.

Burpee

1. Im aufrechten Stand die Füße etwa hüftbreit öffnen.
2. In eine tiefe Hocke gehen, dabei das Gesäß nach hinten und unten schieben. Die Hände schulterbreit auf dem Boden aufsetzen.
3. Mit den Füßen nach hinten in eine Stützposition springen.
4. Einen Liegestütz ausführen, dafür die Ellenbogen beugen und den Körper möglichst tief absenken. Die Oberarme bleiben eng am Körper. Danach wieder nach oben drücken.
5. Mit den Füßen nach vorn in die Hocke zurückspringen.
6. In den hüftbreiten Stand aufrichten.
7. Mit einem Strecksprung explosiv nach oben springen, dabei die Arme nach vorn oben mitnehmen. Wieder im hüftbreiten Stand landen.

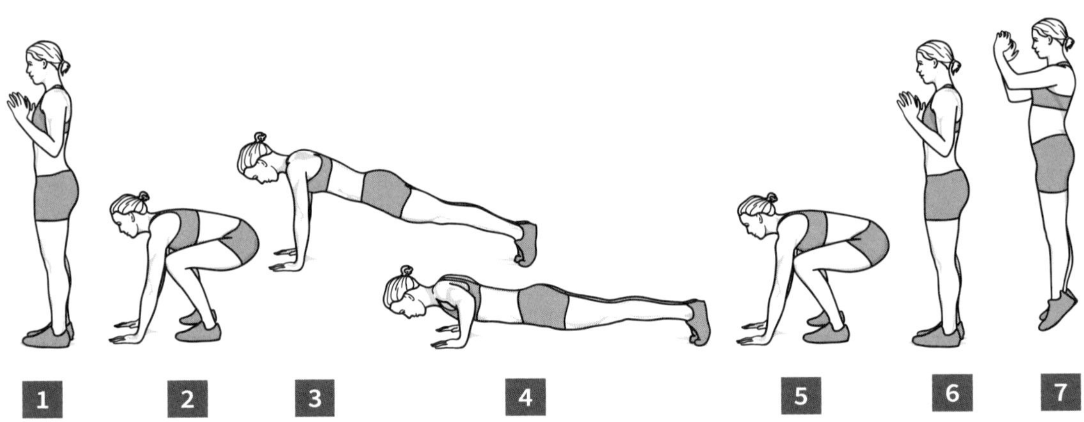

Bergsteiger an der Wand

Im hüftbreiten Stand im Abstand einer anderthalbfachen Armlänge vor eine Wand stellen. Mit gestreckten Armen die Hände auf Schulterhöhe an der Wand abstützen. Die Knie zügig im Wechsel nach vorn oben heranziehen und dabei den Oberkörper möglichst stabil halten.

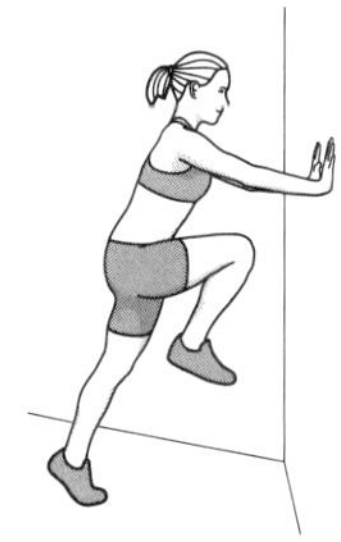

Bergsteiger mit Erhöhung

1. Mit leicht geöffneten Beinen vor eine Bank oder ähnliche Erhöhung stellen. Die Hände auf der Erhöhung platzieren, mit den Füßen nach hinten wandern und eine Liegestützposition mit gestreckten Knien einnehmen. Die Schultern sind über den Händen positioniert. Der Körper bildet von Kopf bis Fuß eine Linie.
2. Die Knie zügig im Wechsel nach vorn Richtung Arme heranziehen und dabei den Oberkörper möglichst stabil halten. Das Tempo anziehen.

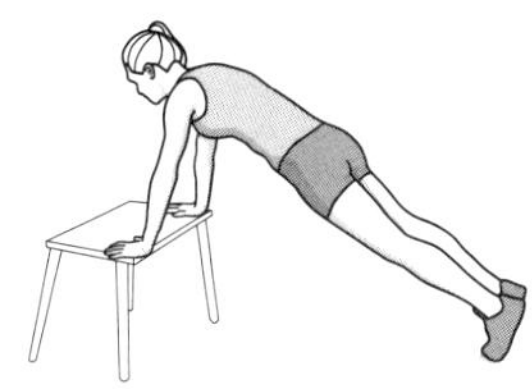

1

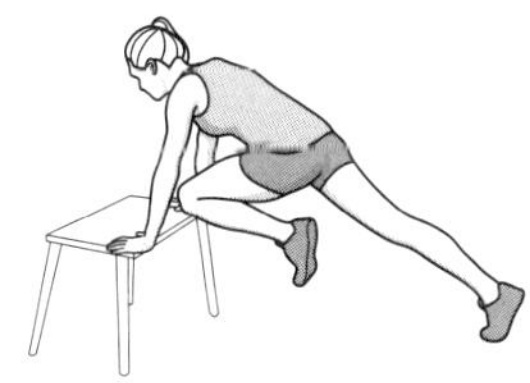

2

Bergsteiger

1. Eine Liegestützposition einnehmen. Die Hände befinden sich dabei direkt unter den Schultern. Sprung-, Knie-, Hüft- und Schultergelenke sind in einer Linie.
2. Im Wechsel das rechte und linke Knie Richtung Arme und Brustkorb nach vorn ziehen. Das Tempo steigern.

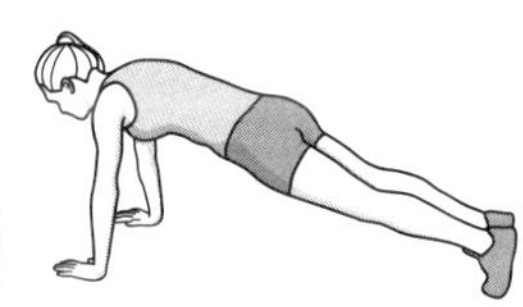

1

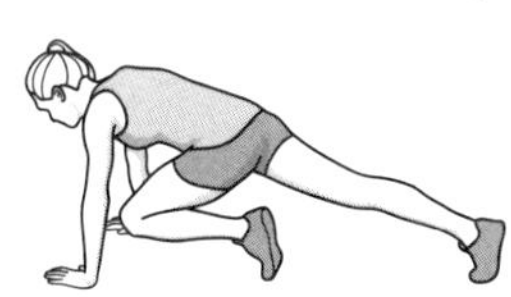

2

Paddeln in Bauchlage

1. In der Bauchlage die Arme über den Kopf nach vorn strecken.
2. Im Wechsel einen Arm und das gegenüberliegende Bein anheben und schnelle kleine Bewegungen ausführen. Während der kompletten Bewegungsausführung bleiben Arme und Beine gestreckt und vom Boden abgehoben.

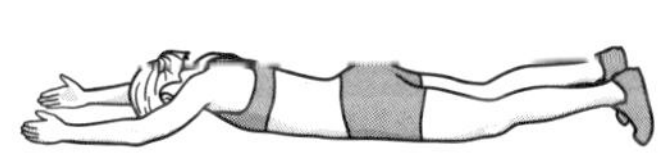

1

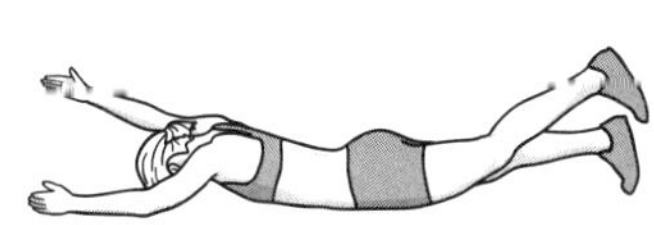

2

Kraftübungen für den Oberkörper

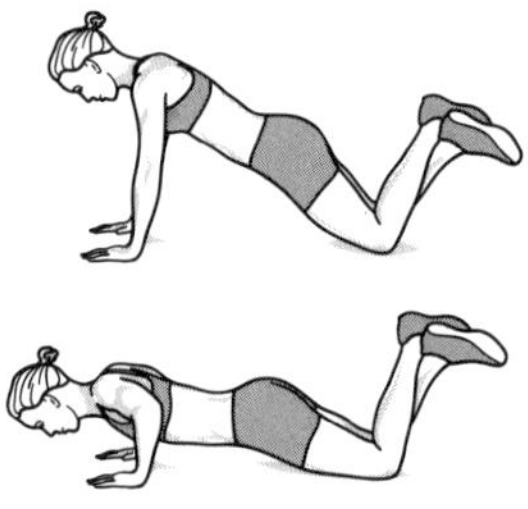

1
2

Liegestütz mit abgelegten Knien

1. Eine kniende Stützposition einnehmen. Die Hände befinden sich unter den Schultern, die Füße verschränken. Knie-, Hüft- und Schultergelenk bilden eine Linie.
2. Die Ellenbogen beugen und den Oberkörper absenken. Die Ellenbogen bleiben dabei eng am Körper. Wieder nach oben drücken.

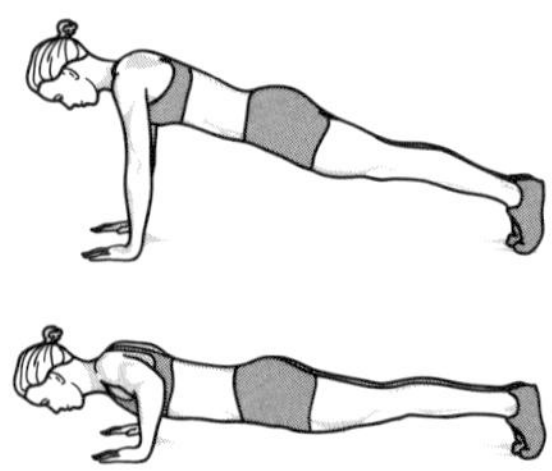

1
2

Liegestütz

1. Eine Stützposition einnehmen. Hände und Füße sind etwa schulterbreit geöffnet. Der gesamte Körper befindet sich in einer Linie.
2. Die Ellenbogen beugen und den Körper möglichst weit absenken. Die Oberarme bleiben dabei eng am Körper. Danach wieder nach oben drücken. Sprung-, Knie-, Hüft- und Schultergelenk bleiben während der Bewegungsausführung in einer Linie.

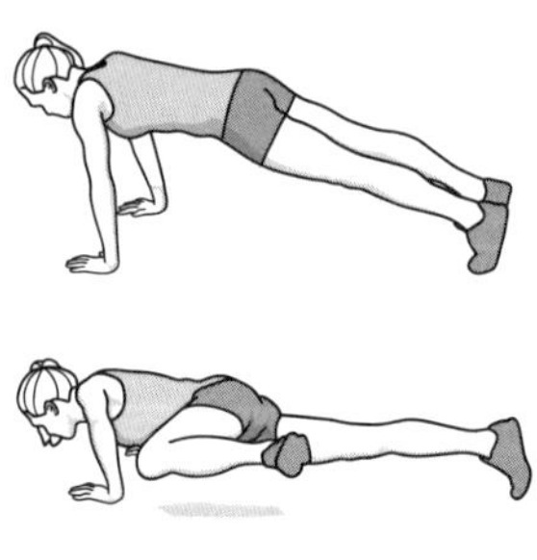

1
2

Spiderman-Liegestütz

1. Eine Stützposition einnehmen. Hände und Füße sind etwa schulterbreit geöffnet. Der gesamte Körper befindet sich in einer Linie.
2. Die Ellenbogen beugen und den Oberkörper wie bei einem Liegestütz absenken. Dabei gleichzeitig das linke Knie zum linken Ellenbogen ziehen. Wieder nach oben drücken und den Fuß hinten abstellen. Bei der nächsten Bewegung das rechte Bein zum rechten Ellenbogen ziehen.

Über-Kopf-Ziehen in Bauchlage

1. Mit gestreckten Beinen in die Bauchlage kommen. Die Fußspitzen sind aufgestellt. Die Arme über den Kopf nach vorn strecken und knapp über dem Boden halten. Den Kopf leicht anheben und den Blick nach unten zum Boden richten.
2. Die Ellenbogen beugen und etwa bis auf Schulterhöhe Richtung Taille heranziehen. Die Ellenbogen ziehen dabei nach hinten Richtung Gesäß. Der Oberkörper bleibt stabil.

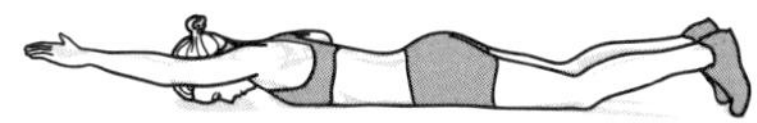
1
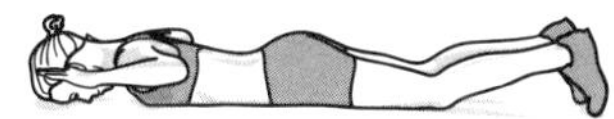
2

Rudern am Tisch

1. Mit angestellten Füßen und im 90-Grad-Winkel gebeugten Knien rücklings unter einen stabilen Tisch legen. Die Tischkante befindet sich dabei oberhalb des Brustkorbs. Die Tischkante greifen und Körperspannung durch Aktivierung der Bauch-, Rücken- und Gesäßmuskulatur aufbauen.
2. Mit Kraft aus den Armen und Schultern die Brust Richtung Tisch ziehen, dabei aktiv die Schulterblätter zusammenführen. Danach den Körper langsam wieder absenken. Becken und Oberkörper bleiben während der gesamten Ausführung in einer Linie.

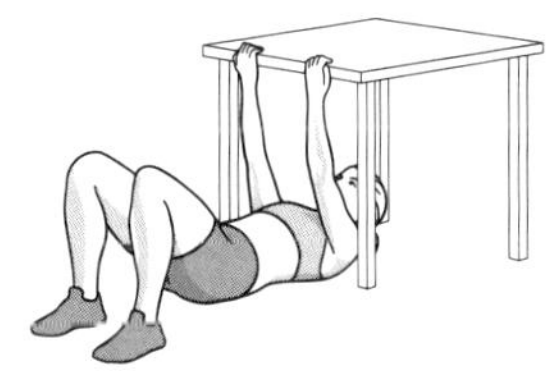
1
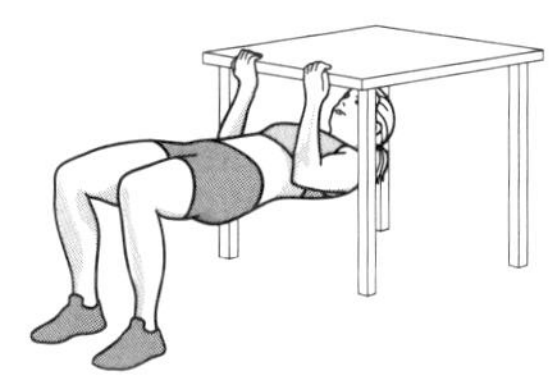
2

Dip

1. Die Handballen auf einem Sofa, einem Stuhl oder einem anderen stabilen Gegenstand (Kiste oder Bank) aufsetzen. Mit den Füßen ein Stück nach vorn laufen und die Zehen anheben, sodass nur die Fersen auf dem Boden stehen. Den Oberkörper aufrichten. Das Gesäß ist nah an der Erhöhung, die Arme sind gestreckt.
2. Die Ellenbogen beugen und das Gesäß nach unten bis kurz vor Bodenkontakt absenken. Danach wieder nach oben drücken.

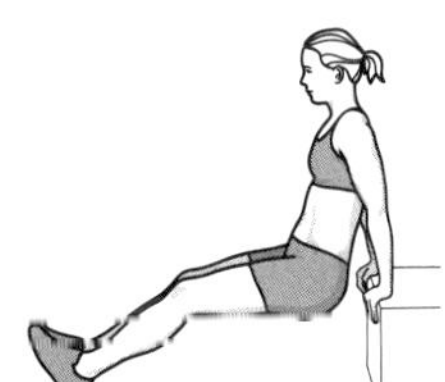
1
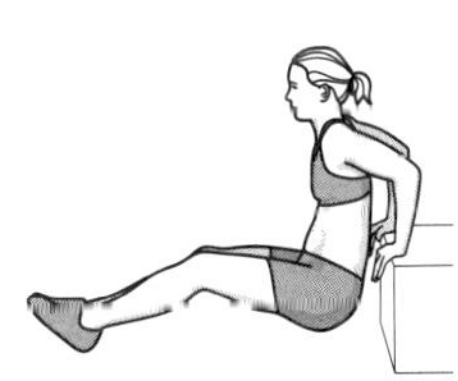
2

Kraftübungen für Rumpf und Bauch

1
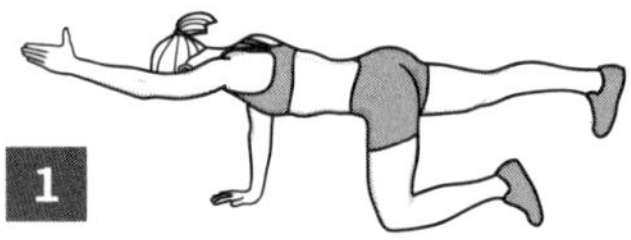
2
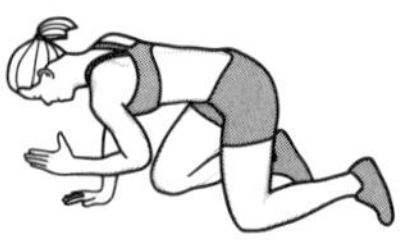

Vierfüßlerstand mit Crunch

1. In den Vierfüßlerstand kommen. Gleichzeitig den linken Arm nach vorn und das rechte Bein nach hinten strecken. Das Becken bleibt dabei parallel zum Boden ausgerichtet.
2. Ellenbogen und Knie unter dem Körper zusammenführen. Den Rücken dabei rund machen und die Bauchmuskulatur aktivieren. Anschließend wieder strecken und die Bewegung wiederholen.

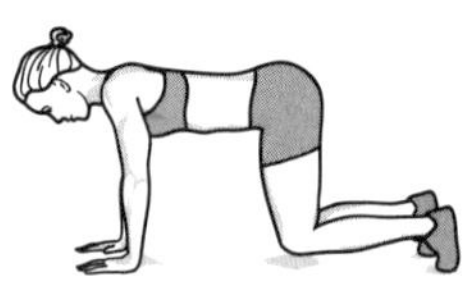

Vierfüßlerstand mit angehobenen Knien

In den Vierfüßlerstand kommen. Die Hände dabei unter den Schultern, die Knie unter den Hüften platzieren. Die Fußspitzen aufstellen und die Knie knapp vom Boden abheben. Die Position halten.

1
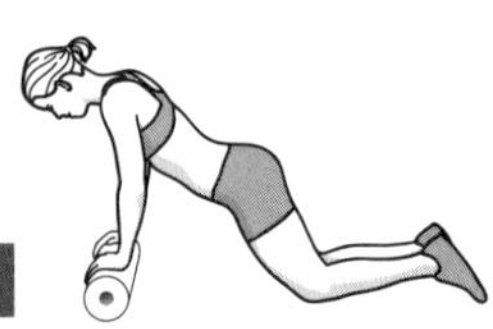
2
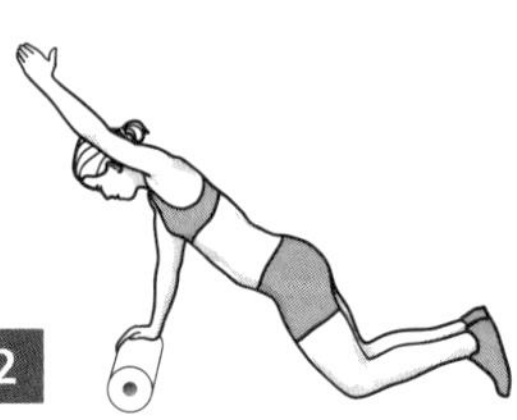

Frontstütz mit Armheben auf Rolle

1. In den Vierfüßlerstand kommen. Die Rolle vor den Händen platzieren und mit den Händen auf der Rolle abstützen. Den Oberkörper etwas nach vorn verlagern, sodass sich die Schultern über den Händen befinden. Die Knie sind etwas hinter den Hüften. Die Fußspitzen aufstellen.
2. Im Wechsel den rechten und linken Arm weit nach vorn oben anheben, sodass sich der angehobene Arm in der Verlängerung des Oberkörpers befindet. Der Daumen zeigt dabei nach oben. Die Position jeweils für 5 Sekunden halten.

Unterarmstütz

Auf die Knie kommen und mit den Unterarmen auf dem Boden abstützen. Dann die Beine strecken, sodass die Fußspitzen aufgestellt sind und der gesamte Körper eine Linie bildet. Die Ellenbogen direkt unter den Schultern platzieren. Das Becken befindet sich in einer Linie zwischen Oberkörper und Oberschenkeln. Die Wirbelsäule behält durch ein Anspannen der Rumpfmuskulatur ihre normale physiologische Krümmung bei. Die Position halten.

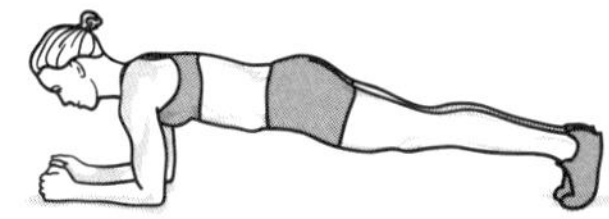

Unterarmstütz auf Rolle mit Beinheben

1. In einen Unterarmstütz kommen, dabei die Unterarme auf einer Faszienrolle ablegen. Die Ellenbogen unterhalb der Schultern platzieren. Das Becken befindet sich in einer Linie zwischen Oberkörper und Oberschenkeln.
2. Im Wechsel das linke und rechte Bein gestreckt anheben. Das jeweils angehobene Bein für 5 Sekunden halten und auf der Rolle ausbalancieren.

1
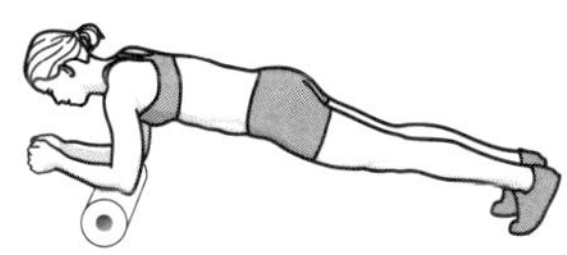

2
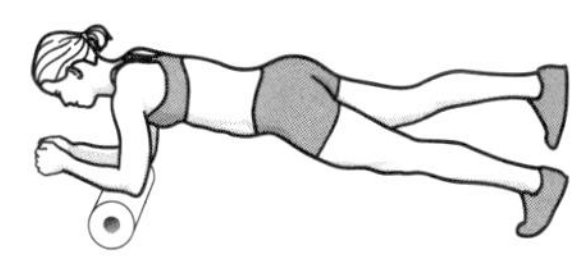

Unterarmstütz mit Arm- und Beinheben

1. In einen Unterarmstütz kommen. Die Ellenbogen unterhalb der Schultern platzieren. Das Becken befindet sich in einer Linie zwischen Oberkörper und Oberschenkeln.
2. Gleichzeitig das rechte Bein heben und den linken Arm nach vorn strecken. 2 bis 3 Sekunden halten. Unterarm und Fuß absetzen und auf der anderen Seite wiederholen.

1
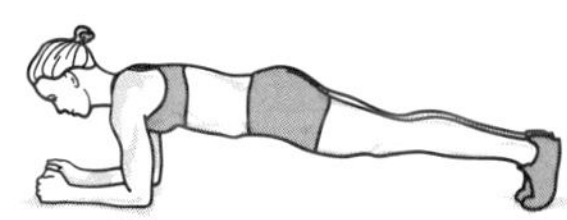

2
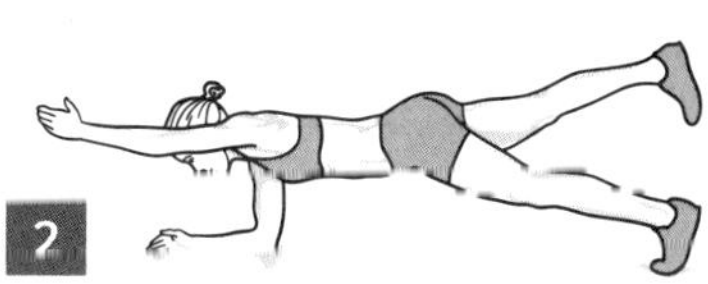

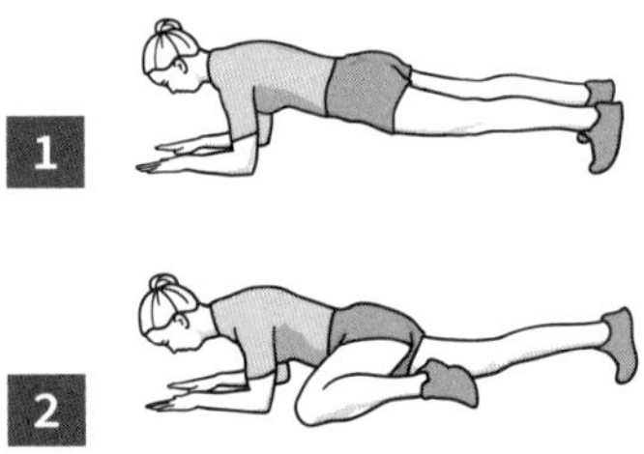

Unterarmstütz mit Seitcrunch

1. In einen Unterarmstütz kommen. Die Ellenbogen unterhalb der Schultern platzieren. Das Becken befindet sich in einer Linie zwischen Oberkörper und Oberschenkeln.
2. Im Wechsel das rechte und linke Knie seitlich Richtung Schulter ziehen. Den Fuß nach jedem Wechsel wieder nach hinten abstellen. Dabei den gesamten Körper stabil über dem Boden halten.

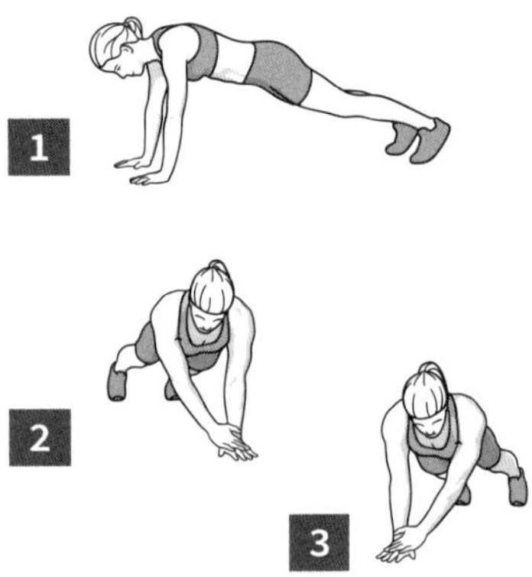

Wandern im Stütz

1. Eine Stützposition einnehmen. Die Hände direkt unterhalb der Schultern platzieren. Das Becken befindet sich in einer Linie zwischen Oberkörper und Oberschenkeln.
2. Eine Hand lösen und diese auf die gegenüberliegende Hand kurz auflegen und wieder zurückstellen.
3. Mit der anderen Hand wiederholen und so im Wechsel von einer Hand zur anderen wandern. Dabei den gesamten Körper stabil über dem Boden halten.

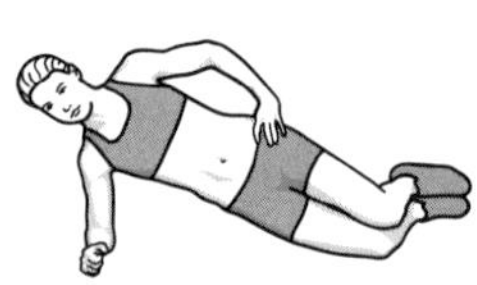

Seitstütz mit angewinkelten Knien

In einen Seitstütz kommen und die Knie mit übereinandergelegten Beinen nach hinten anwinkeln, sodass Ober- und Unterschenkel etwa einen rechten Winkel bilden. Auf den Unterarm stützen, die Hand zeigt gerade nach vorn und der stützende Ellenbogen ist direkt unter der Schulter platziert. Die freie Hand an die Hüfte legen. Das Becken anheben und die Position halten.

Tipp: Wer sich stärker fordern möchte, kann die Beine strecken.

Dynamischer Seitstütz

1. In einen Seitstütz mit übereinanderliegenden Beinen kommen und auf dem Unterarm abstützen. Den Ellenbogen des stützenden Arms direkt unter dem Schultergelenk platzieren. Den freien Arm senkrecht nach oben strecken. Den Rumpf auf Spannung halten, sodass sich das Becken auf einer Höhe zwischen Oberschenkeln und Oberkörper befindet.
2. Das Becken bis kurz über den Boden absenken. Kraftvoll wieder nach oben drücken.

1
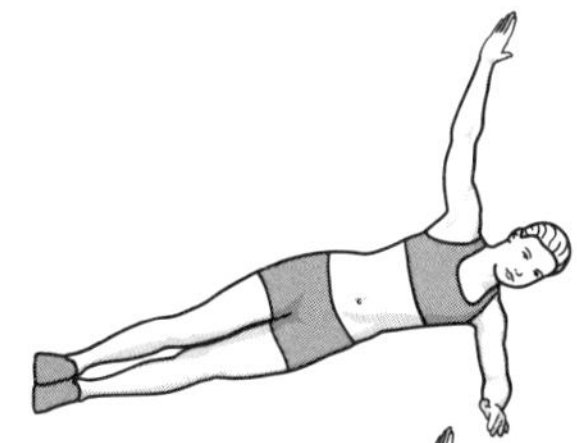

2
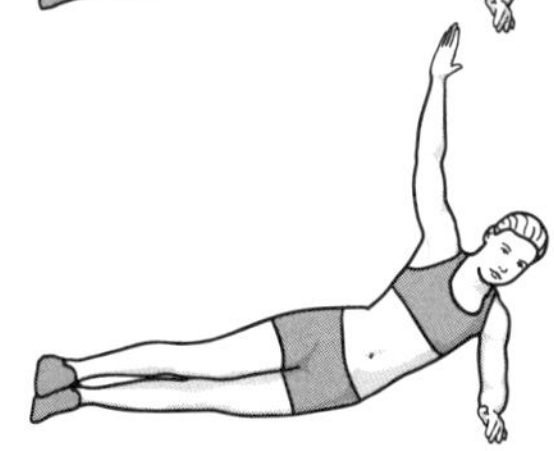

Seitstütz mit Crunch

1. In einen Seitstütz mit ausgestreckten Beinen kommen und auf dem Unterarm abstützen. Den Ellenbogen des stützenden Arms direkt unter dem Schultergelenk platzieren. Den freien Arm nach oben strecken. Den Rumpf auf Spannung halten, sodass sich das Becken auf einer Höhe zwischen Oberschenkeln und Oberkörper befindet.
2. Gleichzeitig den freien Arm und das obere Bein anwinkeln und Ellenbogen und Knie zueinanderführen. Bein und Arm wieder strecken.

1
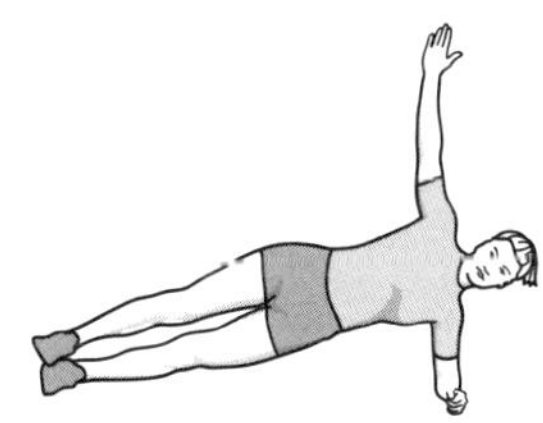

2
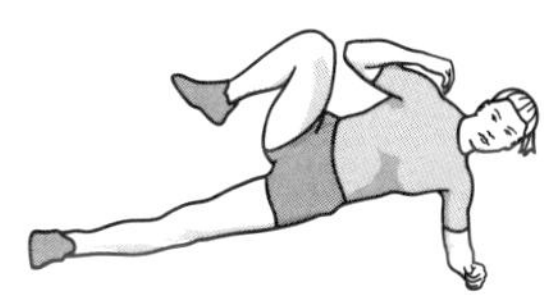

Gedrehter Seitstütz

1. In einen Seitstütz mit ausgestreckten Beinen kommen, dabei auf die Hand stützen. Diese direkt unter dem Schultergelenk platzieren. Den freien Arm nach oben strecken. Den Rumpf auf Spannung halten, sodass sich das Becken auf einer Höhe zwischen Oberschenkeln und Oberkörper befindet. Den Fuß des oberen Beins vor dem des unteren Beins platzieren.
2. Den freien Arm von oben vor dem Körper absenken, den Oberkörper eindrehen und unter der stützenden Seite durchtauchen. Der stützende Arm bleibt gestreckt. Das Becken nach oben anheben. Den freien Arm wieder nach oben strecken.

1
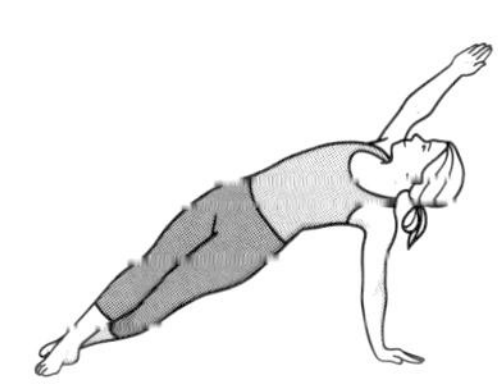

2
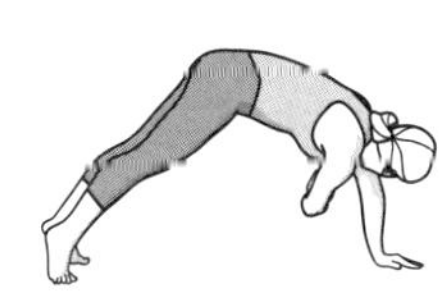

1
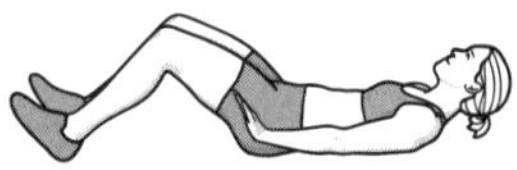

2
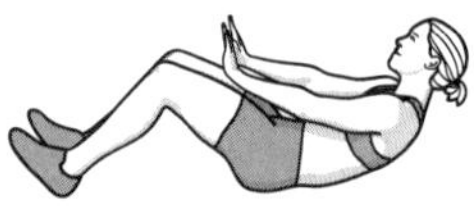

Crunch

1. Auf den Rücken legen. Die Fersen auf dem Boden aufstellen, sodass sich die Beine im rechten Winkel befinden. Die Arme seitlich am Körper vom Boden abgehoben halten, die Handflächen zeigen dabei nach vorn. Den Kopf etwas anheben, das Kinn dabei Richtung Brustbein ziehen.
2. Mit den Händen nach vorn Richtung Füße schieben, als wollte man eine Wand wegdrücken. Dabei Wirbel für Wirbel nach oben aufrollen. Danach langsam wieder in die Ausgangsposition abrollen. Den Abstand zwischen Kinn und Brustbein beibehalten.

1
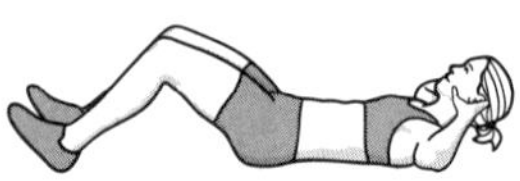

2
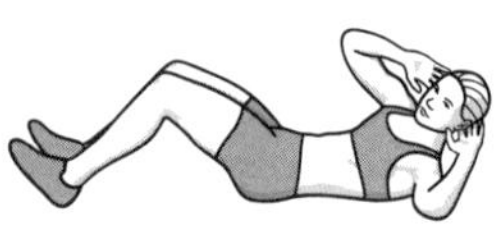

Diagonaler Crunch

1. Auf den Rücken legen. Beide Beine anwinkeln, sodass die Beine sich im rechten Winkel befinden. Den Kopf etwas vom Boden abheben und die Fingerspitzen an die Schläfen anlegen. Die Ellenbogen zeigen rechts und links zu den Seiten.
2. Mit einem Ellenbogen zum gegenüberliegenden Knie ziehen. Anschließend den Oberkörper wieder in die Mitte zurückbringen und die Bewegung, ohne den Oberkörper abzulegen, wiederholen.

1
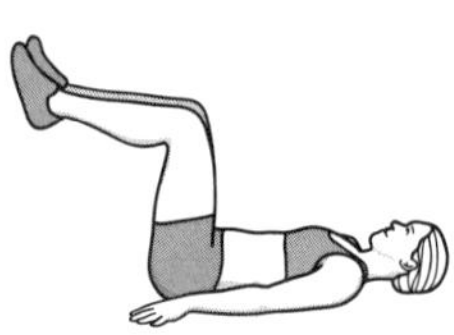

2
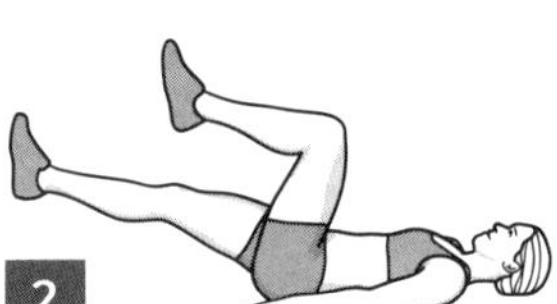

Wechselseitiges Beinstrecken

1. Auf den Rücken legen. Die Arme seitlich neben dem Körper ablegen. Die Handflächen zeigen dabei nach unten. Beide Beine in der Luft anwinkeln, sodass sich die Unterschenkel in der Waagerechten befinden, die Knie etwa über der Hüfte.
2. Im dynamischen Wechsel ein Bein nach vorn strecken, während das andere angewinkelt bleibt. Der untere Rücken behält den Kontakt zum Boden.

Hängendes Klappmesser

1. Mit beiden Armen im etwa schulterbreiten Griff an eine Stange hängen.
2. Beide Beine langsam und gestreckt nach vorn oben anheben. Dabei die Arme möglichst gestreckt lassen. Anschließend kontrolliert wieder in die Ausgangsposition zurückkehren.

Tipp: Sollte die Übung zu Beginn zu intensiv sein, die Beine angewinkelt nach oben ziehen.

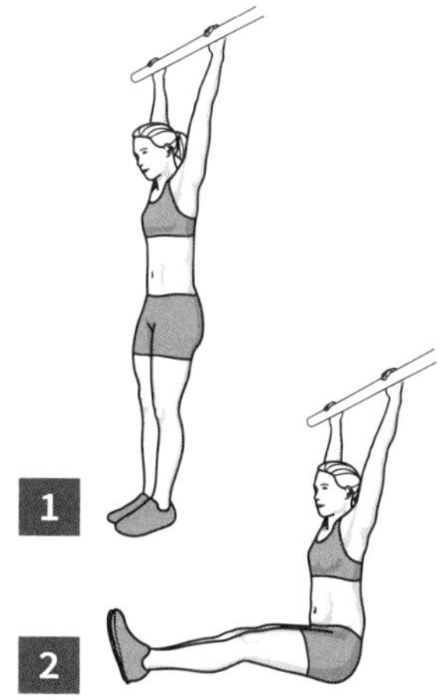

Beinpendel mit gebeugten Beinen

1. Auf den Rücken legen, die Füße vom Boden lösen und die Beine angewinkelt anheben, sodass sich die Oberschenkel in der Senkrechten und die Unterschenkel in der Waagerechten befinden. Die Arme seitlich am Körper mit den Handflächen nach unten ablegen.
2. Die Beine im Wechsel zur rechten und linken Seite pendeln. Beide Schulterblätter behalten während der Bewegungsausführung den Kontakt zum Boden. Den Rumpf auf Spannung halten.

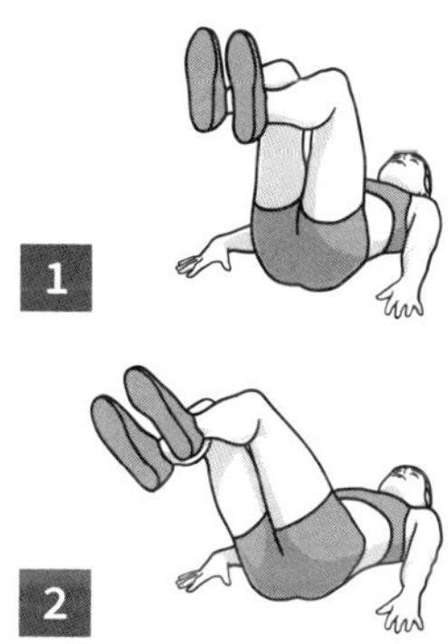

Beinpendel mit gestreckten Beinen

1. Auf den Rücken legen und die Beine senkrecht nach oben strecken. Die Arme zu beiden Seiten ausstrecken und mit den Handflächen nach unten ablegen.
2. Die gestreckten Beine im Wechsel zur rechten und linken Seite pendeln. Beide Schulterblätter behalten während der Bewegungsausführung den Kontakt zum Boden. Den Rumpf auf Spannung halten.

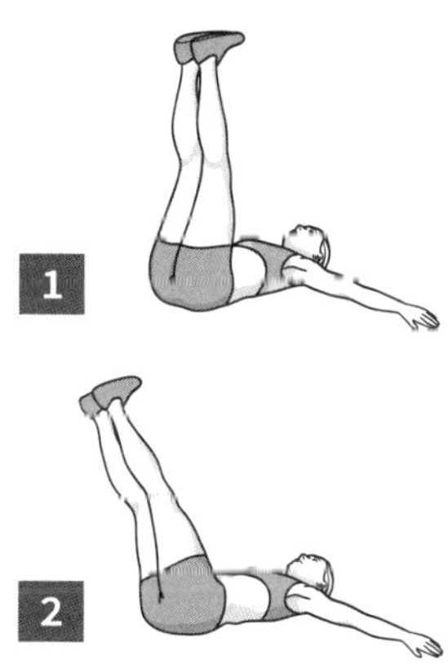

Kraftübungen für die Beine

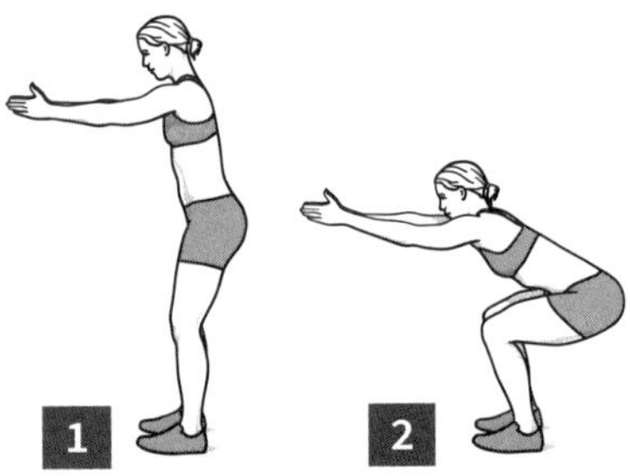

Kniebeuge

1. Im Stand die Füße schulterbreit öffnen. Die Fußspitzen zeigen nach vorn. Die Arme auf Höhe der Schultern nach vorn strecken.
2. Die Knie beugen und das Gesäß nach hinten unten schieben. Die Knie bleiben dabei über dem Mittelfuß. Danach wieder in den Stand aufrichten. Die Arme bleiben nach vorn gestreckt.

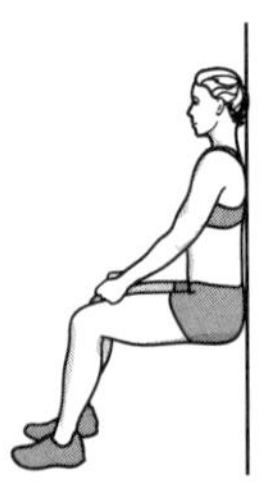

Wandsitzen

Mit dem Rücken gegen eine Wand lehnen und das Gesäß wie in eine sitzende Position absenken, bis sich die Oberschenkel parallel zum Boden und die Knie im 90-Grad-Winkel befinden. Die Arme vor dem Brustkorb verschränken oder locker auf den Oberschenkeln ablegen. Die Position halten.

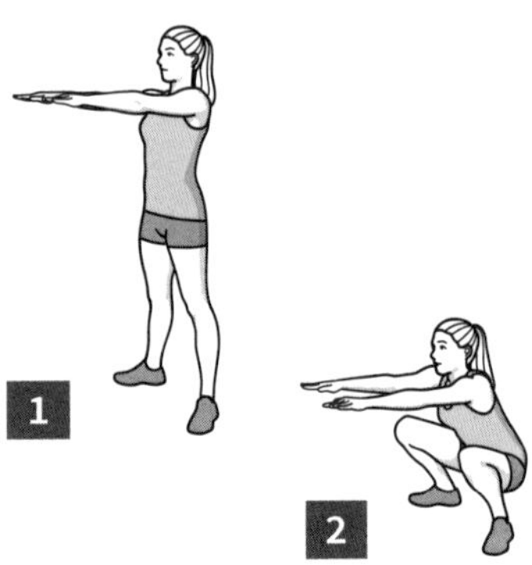

Sumo-Kniebeuge

1. Im Stand die Füße schulterbreit öffnen. Die Fußspitzen zeigen leicht nach außen, sodass, stünde man mitten in einer Uhr, der rechte Fuß etwa auf zwei Uhr, der linke Fuß etwa auf zehn Uhr zeigt. Die Arme auf Höhe der Schultern nach vorn strecken.
2. Die Knie beugen und das Gesäß nach hinten unten absenken. Die Knie schieben dabei nach außen Richtung Fußspitzen. Danach wieder in den Stand aufrichten. Die Arme bleiben nach vorn gestreckt.

Ausfallschritt

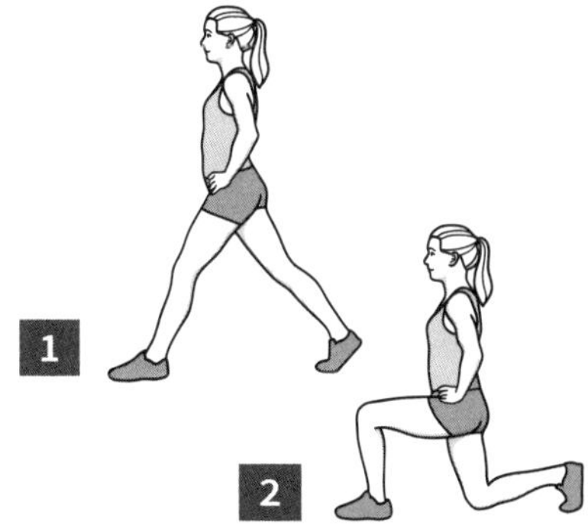

1. Im aufrechten Stand in eine Schrittposition kommen, die Ferse des hinteren Fußes ist angehoben. Die Hände in den Hüften abstützen.
2. Beide Knie beugen. Das hintere Knie bis kurz vor Bodenkontakt absenken. Das vordere Knie bleibt über dem Mittelfuß ausgerichtet. Danach wieder zurück in den Stand aufrichten und die Bewegung wiederholen. Der Oberkörper bleibt dabei immer senkrecht aufgerichtet und die Ferse des hinteren Fußes angehoben.

Gleitender Ausfallschritt

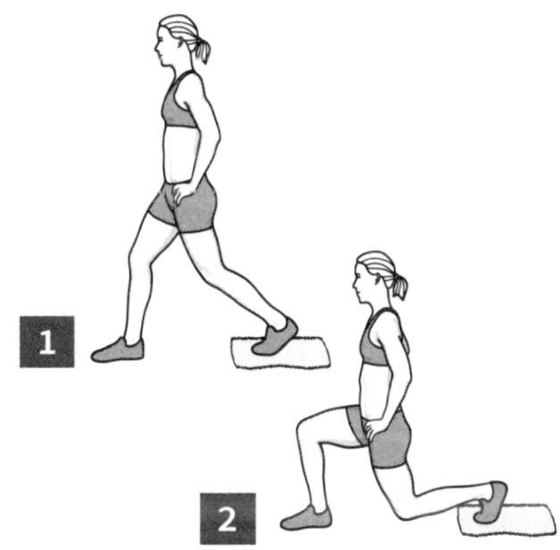

1. Im aufrechten Stand in eine Schrittposition kommen. Den hinteren Vorderfuß auf einem Handtuch platzieren. Beide Fußspitzen zeigen nach vorn.
2. Das hintere Knie bis kurz vor Bodenkontakt absenken. Dabei gleitet der hintere Fuß auf dem Handtuch weiter nach hinten. Das vordere Knie bleibt über dem Mittelfuß ausgerichtet. Danach den hinteren Fuß mit Kraft gleitend wieder nach vorn ziehen und zurück in die Ausgangsposition aufrichten.

Gleitender seitlicher Ausfallschritt

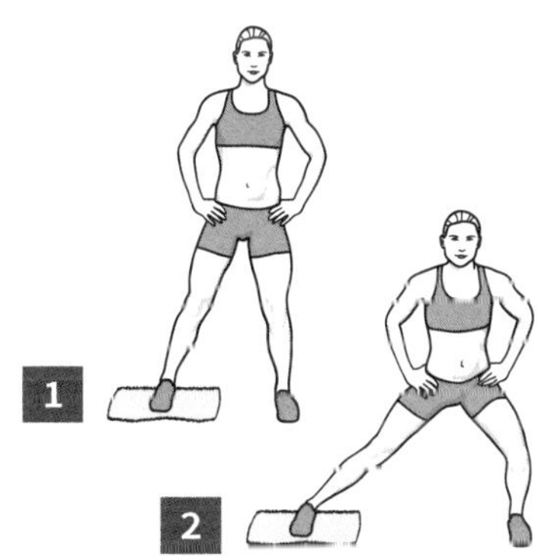

1. Im aufrechten Stand die Füße hüftbreit öffnen und einen Fuß seitlich auf ein kleines Handtuch stellen. Die Hände an den Hüften anlegen.
2. Mit dem Fuß, der sich auf dem Handtuch befindet, zur Seite gleiten. Dabei das Knie des Standbeins beugen und das Gesäß nach hinten und unten schieben. Der Rücken bleibt gestreckt. Danach wieder in die Ausgangsposition aufrichten.

Kickback

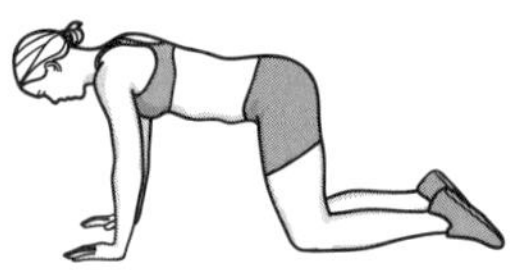
1
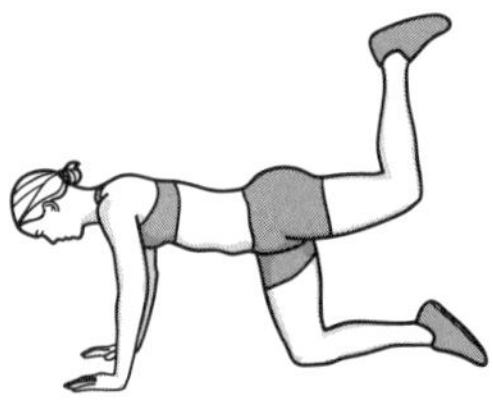
2

1. In einen Vierfüßlerstand kommen. Die Hände direkt unter den Schultern platzieren, die Knie unter den Hüften. Die Fußrücken liegen flach auf dem Boden auf. Den Blick zum Boden richten.
2. Einen Fuß vom Boden abheben und durch bewusstes Aktivieren der Gesäßmuskulatur nach oben führen. Den rechten Winkel im Kniegelenk beibehalten. Am höchsten Punkt bildet der Oberschenkel eine Linie mit dem Oberkörper. Der Unterschenkel steht senkrecht. Das Bein danach wieder nach unten absenken und das Knie zurück unter die Hüfte führen, ohne es abzusetzen.

Beckenheben

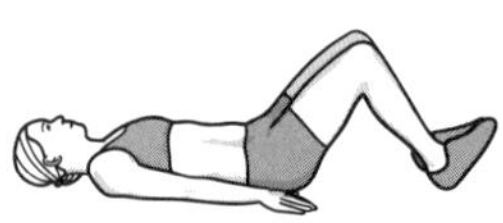
1
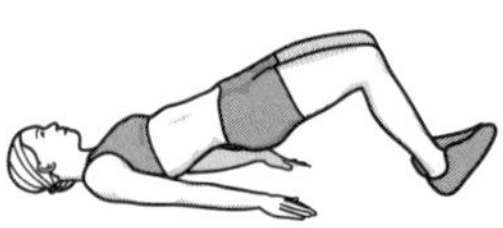
2

1. Auf den Rücken legen. Die Knie etwa um 90 Grad anwinkeln und die Fersen aufstellen. Die Arme seitlich neben den Körper ablegen, die Handflächen sind zum Boden gerichtet.
2. Das Becken durch die Kraft der Gesäßmuskulatur so weit wie möglich nach oben schieben. Danach bis kurz vor Bodenkontakt wieder absenken.

Beckenheben mit Füßen auf Rolle

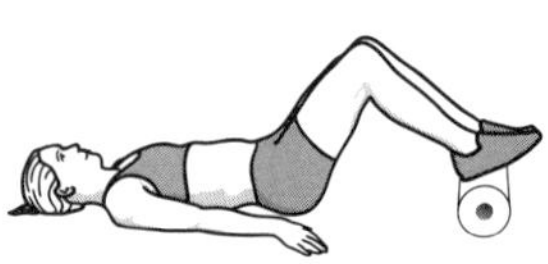
1
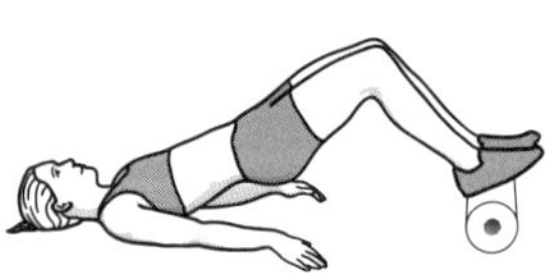
2

1. Auf den Rücken legen. Die Knie etwa um 90 Grad anwinkeln und die Füße auf einer Faszienrolle platzieren. Die Arme seitlich am Körper ablegen, die Handflächen sind zum Boden gerichtet.
2. Das Becken durch die Kraft der Gesäßmuskulatur so weit wie möglich nach oben schieben. Danach bis kurz vor Bodenkontakt wieder absenken. Dabei die Rolle an Ort und Stelle halten.

Einbeiniges Beckenheben mit Rolle

1. Auf den Rücken legen. Die Knie etwa um 90 Grad anwinkeln und die Füße auf einer Faszienrolle platzieren. Die Arme seitlich am Körper ablegen, die Handflächen sind zum Boden gerichtet Das Becken so weit wie möglich nach oben anheben.
2. Im Wechsel das rechte und linke Bein bis zu einem 90-Grad-Winkel in der Hüfte anheben und wieder absenken. Dabei die Hüfte stabil halten und die Rolle nicht mitbewegen.

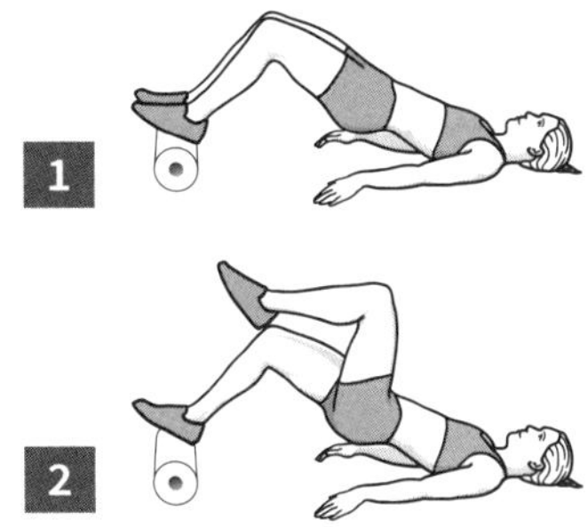

Übungen aus dem Poweryoga

Drehender Blitz

1. Im aufrechten Stand die Füße schließen und die Arme nach oben strecken. Die Knie beugen und das Gesäß nach hinten unten absenken. Der Oberkörper neigt sich dabei leicht nach vorn. Den Rücken gestreckt halten.
2. In dieser Position die Handflächen vor dem Herz aneinanderlegen.
3. Den Oberkörper zur Seite drehen, sodass der untere Ellenbogen die Außenseite des gegenüberliegenden Knies berührt. Die Hände bleiben vor dem Brustbein. Den Oberkörper weit nach oben aufdrehen und den Blick mit zu dieser Seite nehmen. Die Schultern ziehen weg von den Ohren. Die Knie bleiben auf einer Linie. Zurück in die Ausgangsposition kommen und zur anderen Seite wiederholen. Im Wechsel fortfahren.

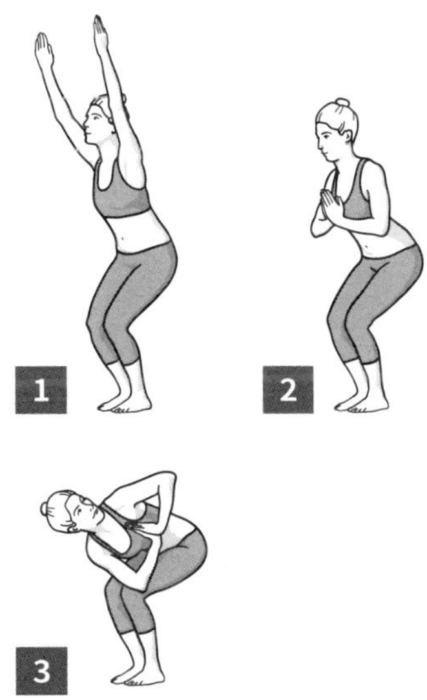

Kobra

1 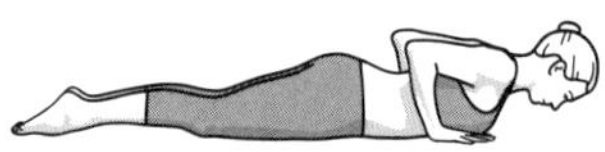

2 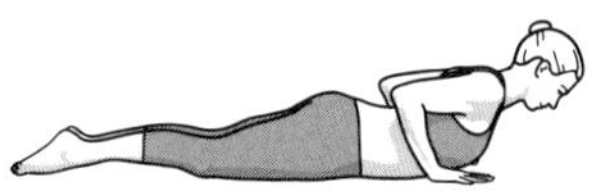

1. Auf den Bauch legen. Die Hände unterhalb der Schultern platzieren. Die Schulterblätter nach hinten zusammenziehen und Kopf sowie Oberkörper leicht vom Boden abheben. Den Blick dabei nach unten richten. Die Matte mit den Händen gefühlt nach hinten schieben, sodass der Oberkörper nach vorn länger wird.
2. Die Schulterblätter bewusst nach hinten zusammenziehen. Den Oberkörper dabei aufrichten. Die Schultern bewegen sich von den Ohren weg. Die Matte mit den Händen gefühlt nach hinten schieben, sodass sich das Brustbein mehr nach vorn und oben anhebt. Den Blick nach vorn auf den Boden richten.

Umgedrehtes V – Planke

1 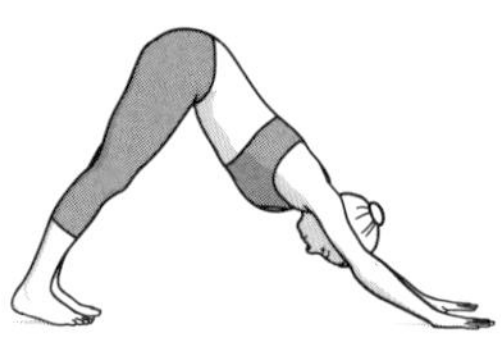

2 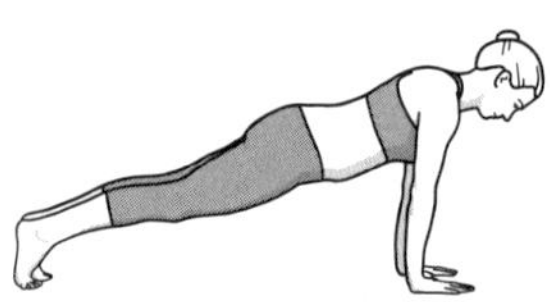

1. Im umgekehrten V beginnen. Aus dem Vierfüßlerstand die Knie vom Boden lösen und das Gesäß weit nach hinten und oben schieben, sodass Oberkörper und Beine ein umgedrehtes V bilden. Die Fersen stehen möglichst auf dem Boden. Die Beine strecken und die Sitzbeine nach oben und außen schieben. Den Rücken lang strecken und das Brustbein Richtung Knie schieben. Den Nacken entspannen.
2. Den Oberkörper nach vorn bewegen, bis die Schultern über den Handgelenken stehen. Die Körpermitte stabil halten, sodass der Oberkörper und die Beine eine gerade Linie bilden.

Kraftvoller Krieger

1. Die Beine im Stand in eine weite Grätsche stellen. Den linken Fuß um 90 Grad zur Seite drehen, das linke Knie beugen und bis über das Sprunggelenk schieben. Das rechte Bein bleibt gestreckt. Wenn die Füße weit genug geöffnet sind, darf der linke Oberschenkel parallel zum Boden stehen (Achtung auf die Knieposition über dem Sprunggelenk). Die Arme auf Schulterhöhe zu den Seiten anheben und parallel zum Boden halten, den Blick über den linken Arm nach vorn richten. Der Oberkörper bleibt aufrecht und die Hüfte zur Seite geöffnet.

2. Den linken Arm nach vorn oben ziehen. Gleichzeitig sinkt der rechte Arm nach hinten unten ab. Den Oberkörper nach hinten Richtung gestrecktes Bein neigen. Das Brustbein und den Blick nach vorn oben richten. Das vordere Knie bleibt tief gebeugt und das hintere Bein gestreckt. Bei dieser Bewegung einatmen.

3. Nun den Oberkörper zum vorderen gebeugten Bein neigen. Die linke Hand an der Innenseite des vorderen Fußes absetzen. Die Beine bleiben unverändert stabil. Der linke Unterarm steht parallel zum linken Unterschenkel. Die Wirbelsäule strecken und den Oberkörper so weit wie möglich nach oben öffnen. Den rechten Arm nach oben strecken, sodass beide Arme eine Linie bilden. Den Blick nach oben zur rechten Hand richten. Bei dieser Bewegung ausatmen. Alternativ kann anstatt der Hand auf dem Boden auch der Unterarm auf dem Oberschenkel abgelegt werden. Den Bewegungsablauf wiederholen. Mit dem Einatmen den linken Arm nach oben strecken und den Oberkörper zum gestreckten Bein neigen, mit dem Ausatmen zum gebeugten Knie neigen und die Hand (oder den Unterarm) auflegen.

1

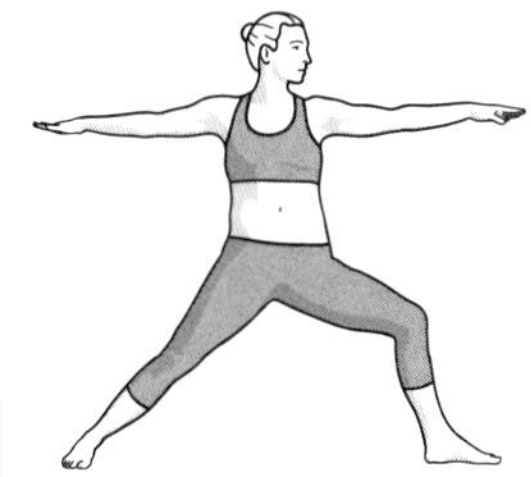

2

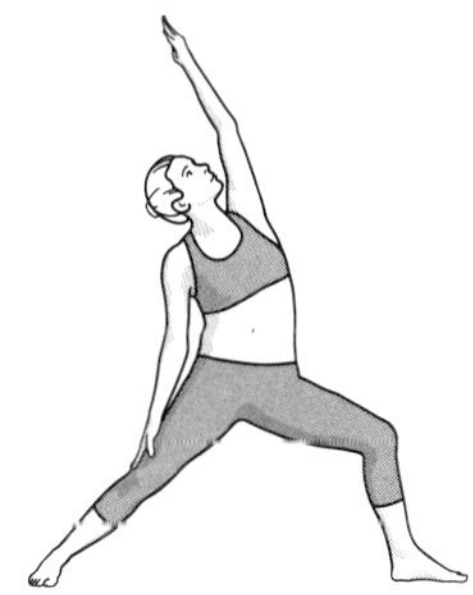

3

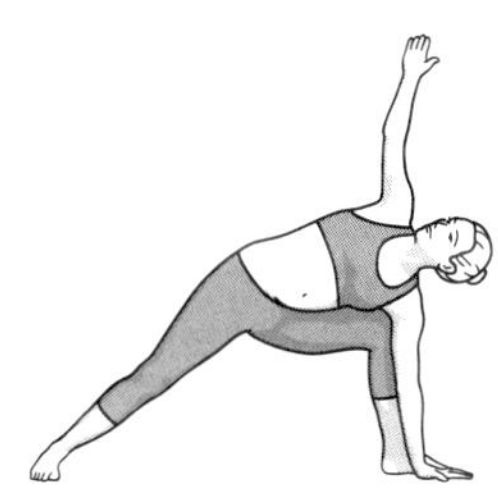

Dreibeiniger Hund

1
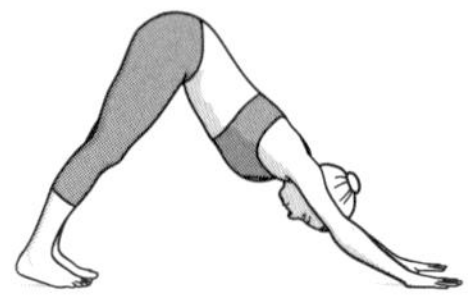

2
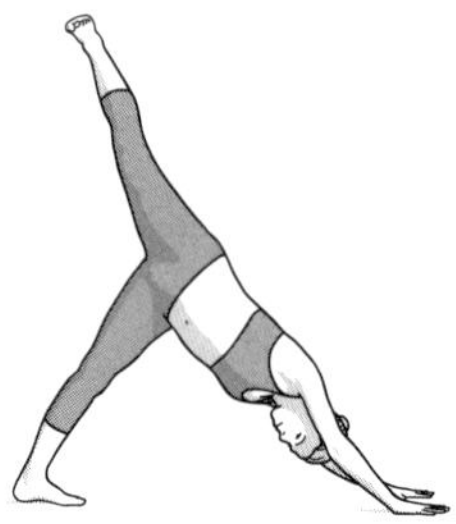

3
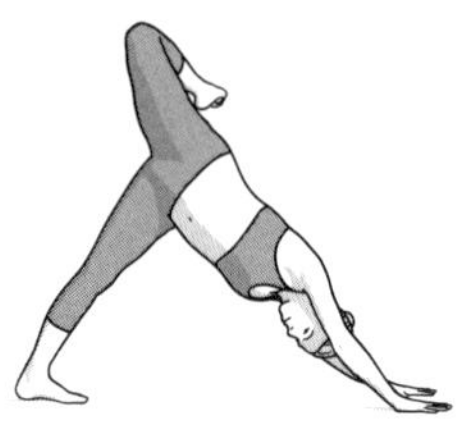

1. Im umgedrehten V beginnen. Aus dem Vierfüßlerstand die Knie vom Boden lösen und das Gesäß weit nach hinten und oben schieben, sodass Oberkörper und Beine ein umgedrehtes V bilden. Die Fersen stehen möglichst auf dem Boden. Die Beine strecken und die Sitzbeine nach oben und außen schieben. Den Rücken lang strecken und das Brustbein Richtung Knie schieben. Den Nacken entspannen.
2. Das rechte Bein langsam gestreckt nach oben anheben. Den rechten Hüftknochen mit anheben, sodass das Becken nach rechts aufdreht. Die Schultern bleiben stabil. Das linke Bein bleibt gestreckt.
3. Das rechte Knie beugen und weit nach oben schieben. Die rechte Ferse zieht zur linken Gesäßseite. Schultern und Standbein bleiben weiterhin stabil und gestreckt.

Dreieck

1
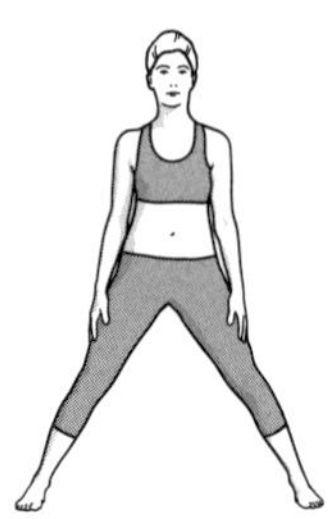

2
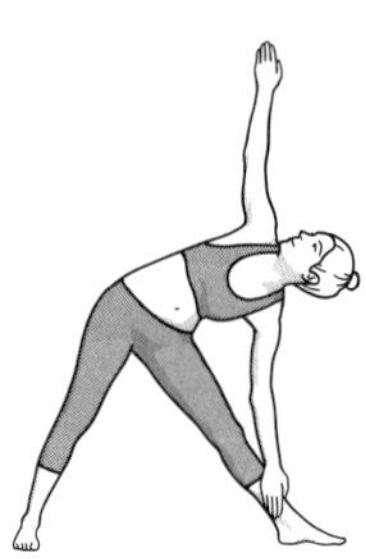

1. Im Stand die Füße mehr als schulterbreit grätschen. Beide Beine strecken. Die Oberschenkelmuskulatur ist aktiv. Die Haltung ist aufrecht.
2. Die Fußspitze des linken Fußes um 90 Grad nach außen drehen. Die Arme auf Schulterhöhe seitlich ausstrecken. Den Oberkörper zur linken Seite neigen, bis die linke Hand auf dem Schienbein, dem Sprunggelenk oder dem Boden ankommt. Beide Beine bleiben gestreckt. Beide Arme bilden eine gerade Linie. Den Oberkörper nach oben aufdrehen. Blick nach oben richten.

Tänzer

1. Im aufrechten Stand den rechten Fuß vom Boden lösen, das rechte Knie beugen und den Fuß mit der rechten Hand am Fußspann greifen, sodass die Ferse zum Gesäß zeigt. Die Hüfte bleibt gestreckt. Den linken Arm nach vorn oben strecken, damit die Haltung aufrecht bleibt. Den Blick geradeaus nach vorn richten.
2. Den Oberkörper aus der Hüfte nach vorn neigen. Das rechte Bein zieht dabei nach oben, sodass das Knie nach hinten zeigt. Das Standbein bleibt gestreckt; die Hüften parallel zum Boden ausgerichtet halten. Der rechte Oberschenkel und der Oberkörper bilden eine Linie. Den Oberkörper nicht zu weit absenken.

1

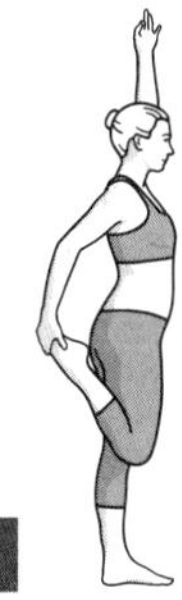

2

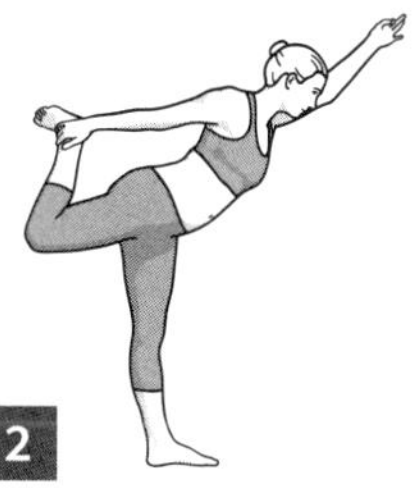

Boot

1. Auf den Boden setzen. Die Beine anwinkeln und die Füße nah am Gesäß aufstellen. Den Oberkörper aufrecht leicht nach hinten lehnen. Die Füße vom Boden lösen und die Unterschenkel parallel zum Boden anheben. Mit den Händen die Kniekehlen greifen. Die Balance halten.
2. Die Beine nach vorn ausstrecken. Der Oberkörper bildet mit den Beinen eine V-Position. Die Beine geschlossen halten. Die Fußinnenkanten und die Knie zusammendrücken. Die Hände von den Kniekehlen lösen und die Arme nach vorn strecken. Das Brustbein nach vorn oben heben.

1

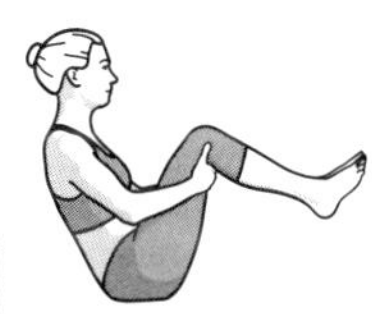

2

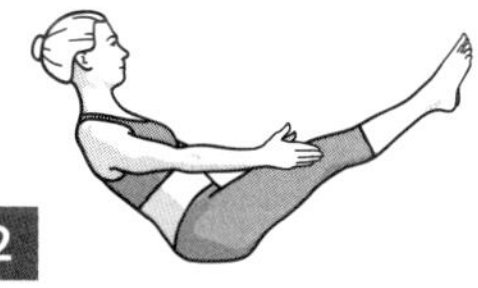

Kraftvolle Pilatesübungen

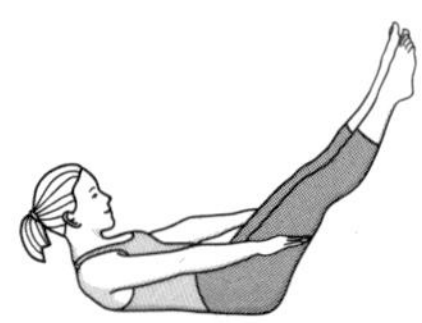

Die Hundert

Aus der Rückenlage mit angestellten Beinen Kopf und Schultern anheben und die Arme parallel zum Boden nach vorn Richtung Hüfte ausstrecken. Den Beckenboden und Rumpf aktivieren. Die Füße vom Boden abheben und die Beine nach vorn oben strecken. Mit den Armen in kurzen und kleinen Bewegungen auf und ab fächern. Auf fünfmal Fächern einatmen; auf fünfmal Fächern ausatmen. Bis 100 mitzählen.

Einfachere Variante: Die Beine im 90-Grad-Winkel beugen.

---

1 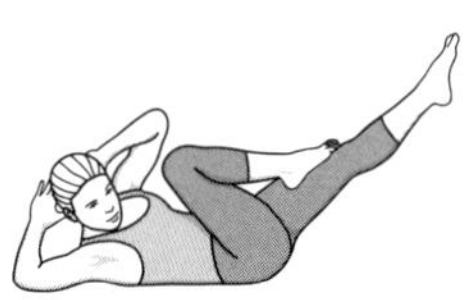

2 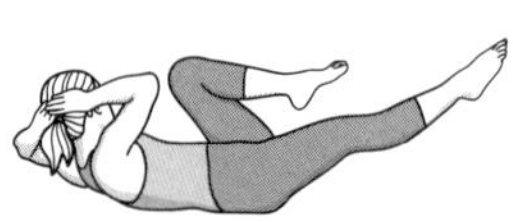

Käfer

1. In der Rückenlage beide Hände hinter dem Kopf verschränken. Die Ellenbogen zeigen zu den Seiten. Beide Beine anwinkeln und die Füße vom Boden lösen. Den Oberkörper leicht anheben und nach rechts drehen. Dabei das rechte Bein beugen und das rechte Knie zum Oberkörper heranziehen, den linken Ellenbogen zum rechten Knie ziehen. Das linke Bein nach vorn unten wegstrecken.
2. Den Oberkörper zurückdrehen. Gleichzeitig das rechte Bein strecken, das linke Knie heranziehen und den rechten Ellenbogen zum linken Knie ziehen, um die Bewegung auf der anderen Seite zu wiederholen. Der Oberkörper bleibt währenddessen angehoben.

Beine senken

1. In der Rückenlage beide Hände hinter dem Kopf verschränken. Kopf und Oberkörper leicht anheben. Die Beine senkrecht zur Decke strecken. Die Rumpfspannung aktivieren und den unteren Rücken nach unten auf den Boden drücken.
2. Bauch und Beckenboden fest anspannen und die gestreckten Beine langsam und kontrolliert nach vorn unten absenken. Den Kontakt zum Boden mit dem unteren Rücken halten. Die Beine kontrolliert wieder anheben.

1
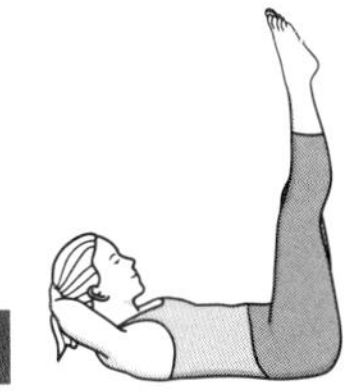

2
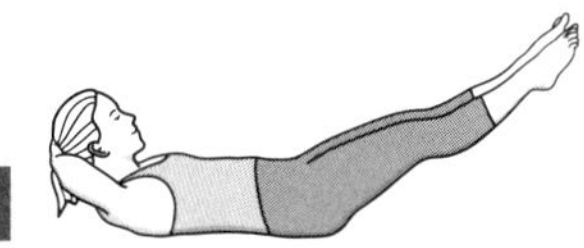

Umgedrehte Planke mit Beinheben

1. Auf den Boden setzen, die Beine nach vorn ausstrecken. Die Hände hinter dem Gesäß so aufstellen, dass die Fingerspitzen Richtung Füße zeigen. Das Gesäß anheben, bis der Körper in einer langen Linie wie in einer umgedrehten Stützposition angekommen ist. Die Beine bleiben gestreckt.
2. Ein Bein gestreckt anheben. Den Körper dabei stabil halten. Das Bein wieder absenken und das andere Bein anheben. Im Wechsel fortfahren.

1
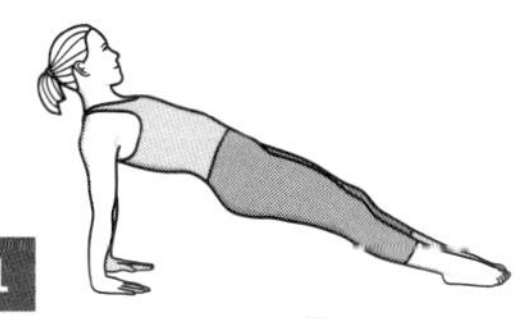

2
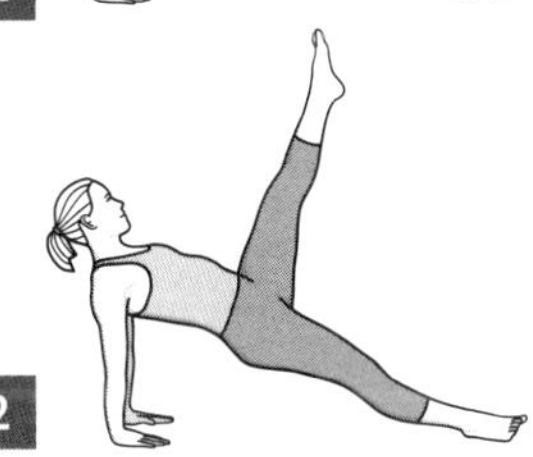

Wagenrad

1. Auf den Rücken legen. Die Arme neben dem Kopf nach hinten gestreckt halten. Die Beine gestreckt ablegen. Den ganzen Körper anspannen.
2. Den Oberkörper mit gestreckten Armen leicht aufrichten und gleichzeitig die gestreckten Beine vom Boden anheben. Den Oberkörper und die Beine langsam und möglichst ohne Schwung weiter aufrichten und in eine V-Position nach oben kommen. Langsam und kontrolliert wieder absenken und komplett ablegen, bevor die nächste Wiederholung beginnt.

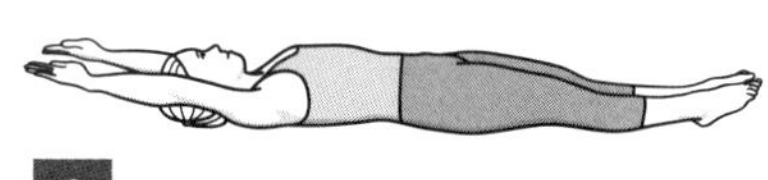
1

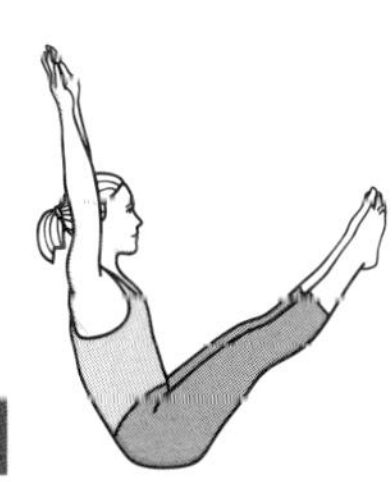
2

Adduktion aus der Seitenlage

1
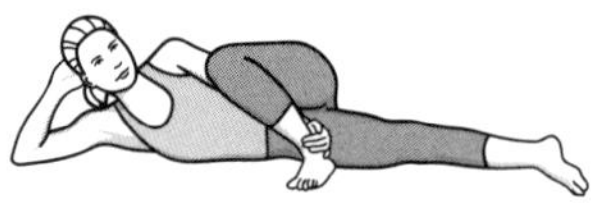
2
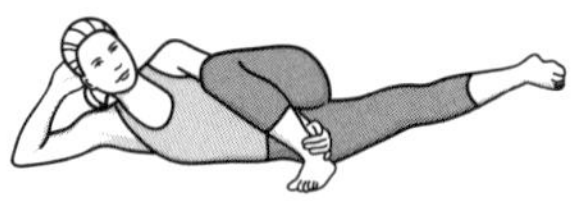

1. Eine Seitenlage mit gestreckten Beinen einnehmen. Den Kopf auf der Hand des unteren, angewinkelten Arms abstützen. Das obere Bein lösen und den Fuß vor dem Oberschenkel des anderen Beins etwa auf Kniehöhe abstellen. Wer mag, kann mit der freien Hand unter dem aufgestellten Bein durchgreifen und von außen das Sprunggelenk fassen. Beide Hüftknochen sind übereinander ausgerichtet.
2. Das untere Bein gestreckt nach oben anheben und absenken, ohne es abzulegen.

Abduktion aus der Seitenlage

1
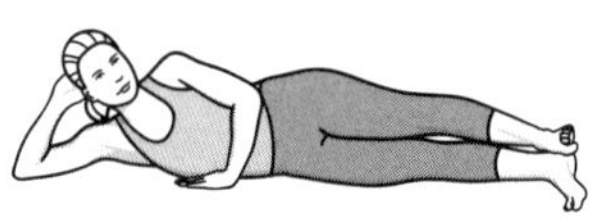
2
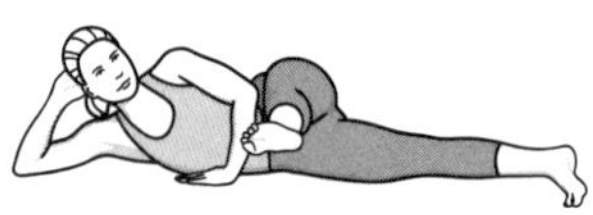

1. Auf die Seite legen und die Beine ausstrecken. Den Kopf auf der Hand des unteren, angewinkelten Arms abstützen. Beide Beine liegen ausgestreckt übereinander. Beide Hüftknochen sind übereinander ausgerichtet
2. Das obere Bein leicht anheben und gestreckt nach vorn führen. Wieder auf Höhe des unteren Beins nach hinten zurückführen und die Bewegung wiederholen.

Tor

1
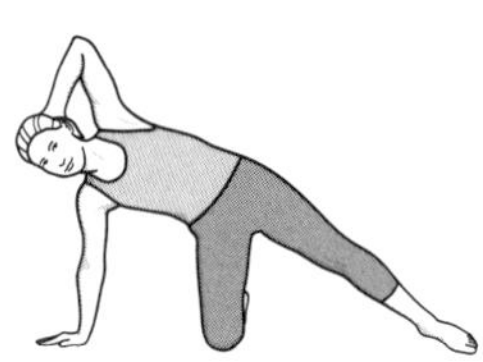
2
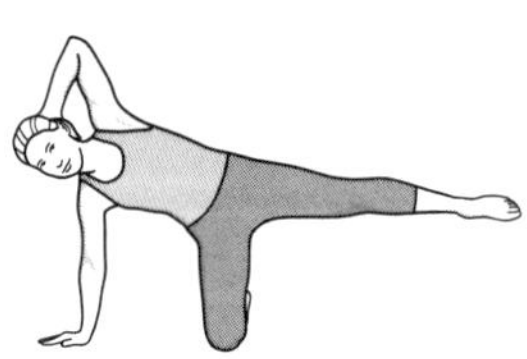

1. Aus dem Kniestand ein Bein zur Seite strecken. Den Fuß auf dem Boden aufstellen. Gleichzeitig den Oberkörper aus der Hüfte in die Gegenrichtung neigen und mit der Hand seitlich auf dem Boden abstützen. Die freie Hand am Hinterkopf anlegen. Den Oberkörper und die Hüfte nach vorn aufdrehen.
2. Das gestreckte Bein bis auf Hüfthöhe anheben. Das Bein kontrolliert wieder absenken, ohne den Fuß ganz aufzusetzen.

Übungsregister

Weitere Titel der Reihe

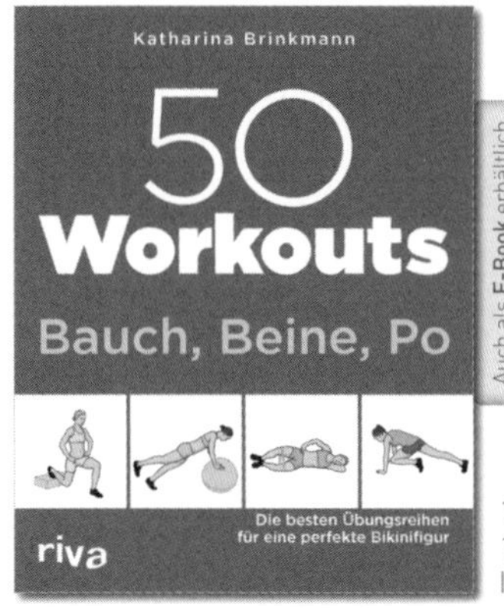

128 Seiten
12,00 € (D) | 12,40 € (A)
ISBN 978-3-7423-1300-3

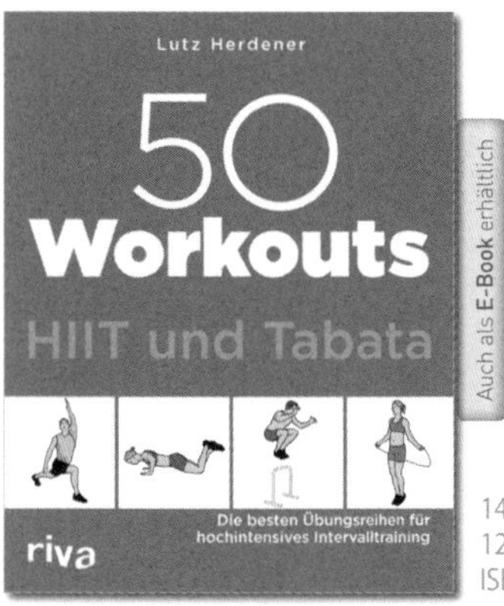

144 Seiten
12,00 € (D) | 12,40 € (A)
ISBN 978-3-7423-1301-0

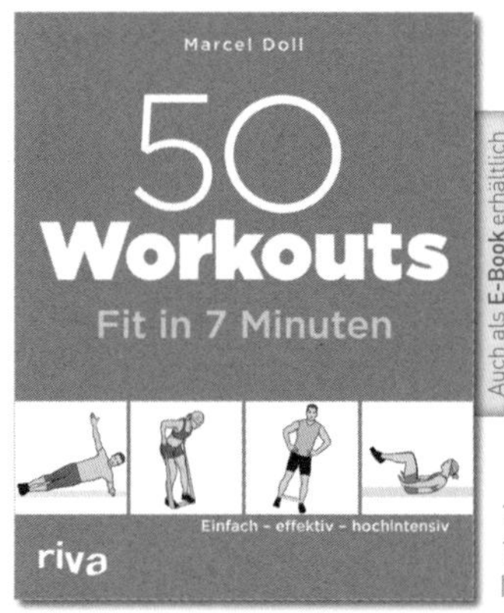

144 Seiten
12,00 € (D) | 12,40 € (A)
ISBN 978-3-7423-0173-4

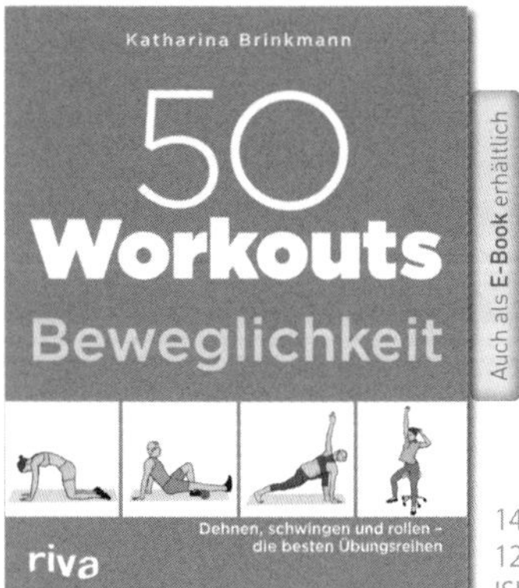

144 Seiten
12,00 € (D) | 12,40 € (A)
ISBN 978-3-7423-1026-2

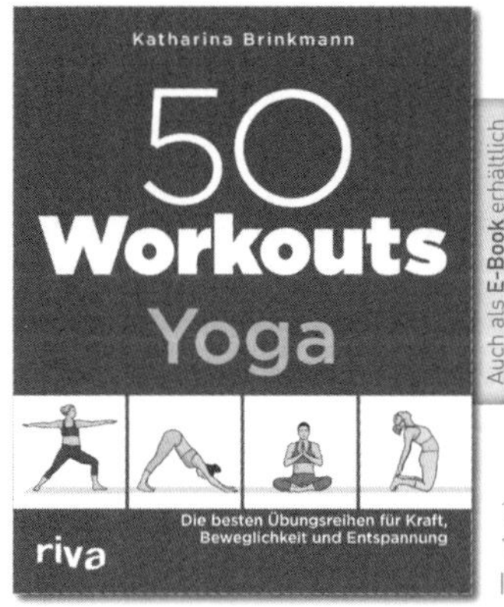

144 Seiten
12,00€ (D) | 12,40 € (A)
ISBN 978-3-7423-0298-4